Dr. Abel Cruz

ALERGIAS

Un tratamiento naturista

SELECTOR
actualidad editorial

Doctor Erazo 120 Colonia Doctores 06720 México, D.F.
Tel. 55 88 72 72 Fax. 57 61 57 16

ALERGIAS / UN TRATAMIENTO NATURISTA
Autor: Abel Cruz
Colección: Salud
Diseño de portada: Kathya Rodríguez
Ilustración de interiores: Alberto Henestrosa

D.R. © Selector, S.A. de C.V. 2005
        Doctor Erazo, 120, Col. Doctores
        C.P. 06720, México, D.F.

ISBN: 970-643-864-5

Segunda reimpresión. Noviembre de 2005.

	Sistema de clasificación Melvil Dewey
616.97	
C22	
2005	Cruz, Dr. Abel.
	Alergias / un tratamiento naturista / Dr. Abel Cruz .— México, D.F.: Selector, S. A. de C.V., 2005.
	272 p.
	ISBN: 970-643-864-5
	1. Salud. 2. Naturismo.

Contenido

Contents

Introducción

*L*o único que da sentido a la vida es hacer algo por ti, además de alguien a quien amar. La felicidad, la realización y el éxito, dependen de sentirse bien, de aprender a hacer las cosas bien, de valerse por uno mismo y de salir adelante a pesar de los golpes de la vida.

Las alergias son un mal que está creciendo día con día. Cada vez que veo a un niño o adolescente y le hago saber a su mamá que padece de rinitis alérgica o urticaria, y que la causa muy probablemente sea el huevo o el chocolate que le dio a los pocos meses de edad, y el agente extraño que provocó la reacción es el perro que tienen en casa, ellas me hacen generalmente esta pregunta: ¿cómo es eso posible si a mí también me alimentaron así y yo no tengo ninguna alergia? La respuesta es simple: ella no ha desarrollado alguna alergia hasta el momento, pero eso no quiere decir que no la pueda desarrollar más adelante. ¿Por qué?, pues como verás líneas adelante, en muchos de los casos está involucrado un factor genético; si su hijo desarrolló algún tipo de alergia, es muy probable que ella tenga el factor genético que le heredó a él.

Pero, ¿por qué entonces ella no ha desarrollado una enfermedad alérgica? Primero, porque su sistema inmunológico es ya maduro y el de su hijo no. Claro, ella también comió huevo y chocolate a los pocos meses de vida, cuando su sistema inmunológico también era inmaduro, pero la gran diferencia es que, hasta hace algunas décadas, los alimentos eran en su mayoría naturales. Ahora casi todo está industrializado y, desde su producción, estimulado con químicos para su crecimiento; ahí tenemos los fertilizantes para las tierras en las que se cultivan los vegetales, o los suplementos que agregan los productores al alimento de vacas, reses, cerdos y pollos.

Por si esto fuera poco, el ambiente está cada vez más contaminado, a diferencia de cuando ella tenía apenas un año. Los detergentes domésticos ahora tienen más químicos, lo mismo sucede con los jabones y champús corporales, los desodorantes ambientales y corporales, entre otros.

Todo este conjunto de tóxicos ambientales y alimenticios ha afectado en los últimos tiempos a los niños, ya que han estado expuestos a ello desde bebés, a diferencia de los adultos cuyo sistema de defensa responde con mayor madurez, pero en algún momento podría saturar su cuerpo de tóxicos y provocar un aumento en la sensibilidad de sus células de defensa y comenzar con cualquier tipo de alergia, probablemente alimenticia.

Al niño hay que alejarlo del alergeno, que en este caso puede ser su perro o cualquier otro animal con pelo; seguro que es muy difícil desprenderse de una mascota, pero es todavía más importante desintoxicarlo de toda esa basura a la que nos exponemos todos los días y evitar exponerlo a esos factores que están prácticamente en todos lados y que nos lleva a un estilo de vida naturista.

Ésta es la razón de que los casos de alergia estén aumentando día con día, especialmente en los países con ciudades industrializadas y que consumen alimentos, en su mayoría, procesados de cualquier manera.

Por otro lado, cada quien reacciona de manera muy diferente a los estímulos externos, algunos toleran muy bien la leche de vaca, otros no, lo mismo sucede con los humos, los cereales, los químicos, etc., pero debido a la vida moderna, la sobreprotección tecnológica y la contaminación del desarrollo, cada persona tiene su sistema fuerte o débil según su calidad de vida, lo que lo puede hacer más vulnerable a padecer alguna alergia.

Los agentes que causan comúnmente las alergias son diferentes partículas pequeñísimas que flotan en el aire o que de alguna forma se ponen en contacto con nuestro cuerpo, como el polen, los ácaros que viven en el polvo de la casa o bajo las alfombras, el moho y la caspa de los animales, pero no podemos dejar a un lado aquellos que entran por nuestros intestinos y que de una sola vez, o poco a poco, nos hacen sufrir de una cantidad muy grande de síntomas que a veces ni suponemos que sea una reacción alérgica.

¿Alguna vez te has preguntado por qué sientes un sueño excesivo, especialmente después de comer, o padeces de insomnio, visión borrosa, mareos, colitis, comezón anal, dificultad de concentración, déficit de atención, te dan ataques de llanto sin alguna causa aparente, sientes indiferencia, ansiedad, sensación de pánico, depresión, tienes sobrepeso u obesidad, sufres de pérdidas y ganancias rápidas de peso, cansancio crónico, tus hijos padecen de dolor de crecimiento, etc?, pues resulta que cualquiera de estos síntomas y muchos más pueden ser avisos de alergia a los alimentos o a algunas otras sustancias.

Este libro te ayudará a reconocer si padeces o no de algún tipo de alergia y cómo puedes controlarla, pero también es muy importante que pienses en la prevención: si no padeces de alergias o tus hijos no han desarrollado alguna, estás a tiempo de hacer algo por ellos y por ti.

De poco vale que Dios, a través de los santos, los místicos y los sacerdotes de todas las religiones, llene la vida de los hombres de milagros, si los humanos no se emplean a fondo en la tarea difícil del cambio interior. Tu misión en la vida no es cambiar el mundo; tu misión es cambiarte a ti mismo: hay muy pocas soluciones externas, pero siempre existen las internas.

Las alergias

❄

*T*odos estamos expuestos a muchos de los alergenos (sustancias extrañas a nuestro cuerpo) y la mayoría convivimos con ellos sin problemas. En una persona no alérgica, la reacción de protección que nuestro organismo produce frente a estas sustancias es nula o de baja intensidad, sin que se aprecie, mientras que, en una persona alérgica, se desencadenará una respuesta exagerada cada vez que entre en contacto con su alergeno.

Las alergias son el conjunto de fenómenos respiratorios, nerviosos o eruptivos, producidos por la absorción o contacto de ciertas sustancias que en circunstancias normales son inofensivas y a las que se le llaman alergenos. En las alergias, el cuerpo reacciona ante los alergenos como si fueran invasores dañinos. De hecho, es el sistema de defensa del cuerpo respondiendo ante una falsa alarma.

Normalmente, este sistema de defensa nos protege contra la invasión de microorganismos dañinos, como los virus y las bacterias. Si tienes alergias, el cuerpo trata a algunos alérgenos como si fueran estos invasores; de ahí que muchos piensan en una infección bacteriana cuando en realidad se trata de una alergia.

Podríamos considerar la alergia como una reacción del organismo ante la presencia de ciertos elementos o sustancias que en principio son inocuas para los demás, pero perjudiciales para él. Las alergias pueden desarrollarse en nuestro cuerpo por varias vías, las más importantes son: la alimentación, la respiración y el contacto a través de la piel. La alimentación, con sustancias capaces de producir alergia, puede provocar síntomas muy variados como dermatitis o urticarias, asma, dolor de cabeza, hiperactividad, depresión o angustia.

Por otra parte, las sustancias alergénicas inhaladas del ambiente suelen tener una mayor capacidad de producir síntomas respiratorios, mientras que las sustancias que provocan la alergia al contacto con la piel, evidentemente, producirán más problemas cutáneos.

Cualquier sustancia, ya sea animal, vegetal o química, puede provocar una reacción alérgica en nuestro cuerpo. Nuestro sistema de defensa se encarga cada día de diferenciar lo que pertenece a nuestro cuerpo de lo extraño; por lo que, ante tanta nueva sustancia que se encuentre en nuestro ambiente desde hace apenas 30 ó 40 años, no es de extrañar que cada vez haya más incidencia de esta reacción aumentada de defensa, lo que se traduce en demasiado trabajo para el organismo.

Hay alergias de todo tipo, la más común es el catarro alérgico, conocido también como la fiebre del heno. Cuando a una persona le da esta alergia, los ojos le lloran y le pican, la nariz le escurre o se le tapa, le da comezón, estornuda, no puede identificar los olores, tiene dolor de cabeza y cansancio. Puede ser que también le salgan ojeras y sienta que le escurre moco también por la parte de atrás de la garganta.

Un niño con alergias ronca, se despierta con dolor de garganta, respira por la boca y necesita tallarse frecuentemente la nariz. Muchas veces, los síntomas de las alergias son como los del catarro pero, por lo general, duran mucho tiempo.

Como ya vimos, el cuerpo detecta al alergeno (o agente extraño) y manda un suministro de químicos naturales, entre ellos las histaminas, hacia diferentes partes del cuerpo –por ejemplo al sistema respiratorio–, produciendo los síntomas alérgicos:

- Goteo nasal
- Picor en los ojos
- Garganta áspera
- Estornudos, entre otros.

Como puedes ver, estos síntomas son similares a los síntomas del catarro, por lo que a menudo es difícil distinguir uno del otro. La sensación de tener la cabeza congestionada, el flujo nasal y el dolor de garganta de un catarro común, habitualmente dura menos de 10 días. Sin embargo, los síntomas producidos por la alergia duran el tiempo que la persona esté en contacto con el alergeno específico que precipita la reacción.

Entre las principales sustancias productoras de alergia tenemos el polen (principalmente de las flores), hongos, humo de tabaco, cosméticos, alimentos (entre ellos el chocolate, nueces, mariscos, fresas, cerdo, huevos, etc.), medicamentos, joyas, pieles, plásticos, metales o también el clima (calor, frío o sol).

Las alergias pueden afectar a cualquiera sin importar edad, sexo, raza o nivel socioeconómico. Habitualmente, las alergias son más comunes en los niños; sin embargo, un primer episodio puede ocurrir a cualquier edad o regresar después de muchos años de haber desaparecido.

Hay una predisposición a que las alergias ocurran en familias enteras, aunque los factores exactos que las causan no se entienden todavía en su totalidad. En las personas susceptibles a las alergias, los factores como el estrés, las hormonas, el perfume, el humo u otros irritantes del ambiente juegan un papel sumamente importante.

Los síntomas de las alergias se desarrollan gradualmente a lo largo de cierto tiempo y la severidad de los síntomas varía de persona a persona. Las alergias se generan por diversas razones; con frecuencia, la tendencia a desarrollar alergias pasa de padres a hijos, bien sea como tendencia genética, inducida nutricionalmente o trasmitida al feto durante el embarazo. Es común que el asma pase de generación en generación, también lo hacen la rinitis alérgica (o catarro alérgico), el eczema y las migrañas. El sistema de defensa y tracto digestivo, debilitados por la herencia o la mala alimentación congénita, no tardarán mucho en empezar a funcionar mal, siendo incapaces de soportar el ambiente y una dieta inadecuada.

Sin embargo, la mayoría de las causas de nuestras tendencias alérgicas tiene que ver más con nuestra forma de vivir y comer que con la genética, por lo que no es incorrecto decir que las alergias son un efecto colateral de la vida moderna: de lo que comemos y no comemos, de la manera en que comemos y del ambiente contaminado en que nos desenvolvemos, de la moderna vida estresada y de la falta de ejercicio.

El diagnóstico de la alergia puede ser demasiado complicado, no sólo porque los síntomas se manifiestan de cualquier forma, sino también porque muchos alimentos y sustancias químicas pueden ser los desencadenantes, por tal motivo es necesario que acudas con tu médico para que juntos consideren esta posibilidad que, porcentualmente, es muy común en nuestros días.

Datos especiales de las alergias

- La exposición a alergenos cuando el cuerpo está débil (como en una infección viral, durante la pubertad o durante el embarazo) puede contribuir al desarrollo de alergias.
- Es más probable que las personas que padecen alergias durante todo el año (alergias perennes)

las hayan desarrollado en la edad adulta (generalmente después de los 30 años).

- Las mujeres son más propensas a tener alergias perennes, sobre todo si inician su estado alérgico durante un embarazo.
- Los síntomas de las alergias generalmente suelen suavizarse a medida que uno envejece, pero raramente desaparecen por completo.

La salud, la tranquilidad de conciencia, la salud mental y la felicidad se logran dentro de la congruencia con uno mismo; en la congruencia de pensar, sentir y actuar para cuidar nuestro cuerpo, nuestra mente y nuestro espíritu.

El defensor de nuestro cuerpo

*E*l sistema inmune es la defensa interna del cuerpo contra cualquier proceso de enfermedad; invasores indeseables que pueden producir infección, cáncer, enfermedades degenerativas o musculares, envejecimiento acelerado, mala cicatrización, alergias o enfermedades cardiacas.

Cuando nos hacemos una herida, aunque sea insignificante, pequeños microorganismos entran a nuestro cuerpo y pueden hacernos daño. Cuando alguien se lastima y le sale sangre, el cuerpo empieza a trabajar de inmediato llevando a cabo dos acciones urgentes: cerrar la herida y atacar a los extraños que pueden causarnos una enfermedad. Las plaquetas de la sangre se encargan de cerrar la herida, mientras que el sistema inmunológico se dedica a proteger y defender el organismo, detectando si penetra algún agente extraño o ajeno al cuerpo, para destruirlo.

El sistema de defensa del cuerpo puede ser natural o adquirido: el natural es el que posee nuestro organismo desde que nacemos, y la inmunidad adquirida es la que se obtiene a través de las vacunas, sueros, la alimentación con leche materna en los primeros meses de vida o cuando ya se padeció la enfermedad.

El sistema inmunológico está formado principalmente por un tipo de células llamadas glóbulos blancos o linfocitos. Éstos se distribuyen por una red de tubos semejantes a las venas, llamados vasos linfáticos. En algunos lugares del cuerpo, los vasos linfáticos se agrupan formando un conjunto, dando lugar a los llamados ganglios linfáticos (como las anginas o amígdalas). Éstos desempeñan un papel muy importante en la defensa del cuerpo, ya que producen anticuerpos, además de linfocitos, que son sustancias encargadas de combatir las enfermedades, y también son un filtro donde quedan atrapadas las bacterias o cualquier otro microorganismo, como el polvo. Los linfocitos son producidos en la médula ósea y en un órgano llamado bazo.

En condiciones normales, el sistema inmunológico está en capacidad de reconocer cuáles sustancias son potencialmente peligrosas para el organismo, de modo que ante ellas deberá reaccionar de manera enérgica para eliminarlas del cuerpo. También está preparado para reconocer todas aquellas células que son parte de nuestro cuerpo para evitar lesionarlas cuando echa a andar todos los mecanismos de defensa que posee, de tal manera que sólo se destruyan aquellas que son ajenas al organismo.

Nuestro sistema inmune es excepcionalmente exitoso en nuestra defensa. Toda la superficie externa de nuestro cuerpo está cubierta por una capa continua de células, llamadas células epiteliales, que nos protegen de cualquier agente infeccioso y de otras partículas extrañas. Por dentro del epitelio existe todo un ejército de células preparadas para combatir cualquier cosa que amenace cruzar la piel.

La primera vez que una partícula extraña entra en el cuerpo, las células de defensa se toman un tiempo para iniciar la lucha, y es durante este tiempo cuando nos enfermamos. Sin embargo, el sistema inmune tiene "memoria", así que en la siguiente ocasión que el mismo microorganismo o la misma partícula entra, el organismo está preparado para resistirlo. Este último encuentro se caracteriza por una respuesta inmunológica mucho más rápida y efectiva, la que constituye la base de la inmunología.

Cuando se alteran estas funciones, el sistema inmunológico da lugar a tres tipos de enfermedades. Las primeras de ellas son las autoinmunes, en las que se pierde la capacidad para distinguir las propias células del cuerpo de las células extrañas, por lo que los mecanismos de defensa lesionan tejidos propios como si fueran elementos ajenos a ella. Las siguientes son las alergias y, por último, las deficiencias inmunológicas en las que el sistema no funciona y por tanto, el organismo no puede defenderse de las infecciones (un ejemplo es el SIDA).

La primera vez que el cuerpo se enfrenta a un potencial alergeno, no se produce ningún síntoma. A diferencia de los agentes patógenos (virus o bacterias) que usan los recursos del cuerpo para crecer y multiplicarse, causando los síntomas de la enfermedad, los alergenos no presentan esta amenaza pero, a pesar de la ausencia de síntomas, el sistema alérgico inmune reacciona silenciosamente como si un patógeno estuviese presente, memorizándolo para cuando ocurra un segundo encuentro.

En las personas que no son alérgicas, el sistema inmune identifica a los agentes extraños (potenciales alergenos) como no dañinos, por lo que éste no toma ninguna acción frente a posteriores encuentros con ellos. Pero, en las personas alérgicas, el sistema inmune ya ha identificado al potencial alergeno como "dañino" y, en el siguiente encuentro, lanza una rápida respuesta parecida a una infección. Por este error de apreciación que toma al alergeno (agente extraño) como patógeno (infeccioso), el sistema inmune toma sus medidas para destruirlo, causando los síntomas de la alergia. Es en la infancia cuando el sistema inmunológico aprende a reconocer lo propio de lo extraño.

Las alergias son causadas por una respuesta anormal del sistema inmune frente a estímulos provenientes del medio que, para la mayor parte de las personas, son inofensivos. Es la misma respuesta inmune la culpable de todos los síntomas de las alergias, que incluyen los estornudos del catarro alérgico, las sibilancias del asma, la comezón de las dermatitis y las violentas diarreas con los alimentos. Los alergenos que desencadenan la respuesta inmune pueden ser muchos: el polen, el pelaje de los gatos, los cacahuates u otros, y son éstos los que en definitiva causan los problemas.

Cuando una persona predispuesta a sufrir alergia entra en contacto por primera vez con un alergeno (factor que provoca la reacción), como el polvo, su organismo envía unas células formadas de proteína llamadas anticuerpos, en especial uno llamado inmunoglobulina E (IgE). Estos anticuerpos son los encargados de buscar microorganismos invasores, como los virus, para que el sistema inmunológico pueda alinear sus tropas contra ellos y combatirlos. En su primer contacto con el polvo, el sistema de defensa del cuerpo comete un error y lo considera como enemigo, produciendo más anticuerpos, cuya única misión será combatir dicho polvo. La siguiente vez que la persona inhala ese polvo, los anticuerpos entran en acción y atacan liberando un flujo de químicos que incluye las histaminas. Los resultados de este ataque pueden ser lagrimeo intenso, comezón en los ojos, erupciones cutáneas e, incluso, diarrea. Un exceso de mucosidad puede bloquear las vías aéreas de la nariz, garganta y pulmones, así que la persona tose, estornuda y respira con dificultad.

La respuesta del sistema inmunitario ante el alergeno, denominada sensibilidad alérgica, también tiene alguna relación con el grado de sensibilidad nerviosa individual; es decir que la alergia, las hormonas y el sistema nervioso vegetativo son tres elementos íntimamente unidos.

¿Son frecuentes las alergias?

❄

*L*a enfermedades alérgicas están aumentando de manera muy importante, posiblemente sucede así por ciertas condiciones de la vida actual, moderna y tecnológicamente controlada, como disminución precoz de la lactancia materna, casas muy cerradas y poco ventiladas, domicilios muy pequeños donde habitan demasiadas personas, malos hábitos alimenticios, fertilizantes en la siembra de alimentos y la contaminación ambiental, entre muchos otros factores.

En tan sólo dos décadas, el porcentaje de la población afectada por esos males se multiplicó en ocho veces. De acuerdo con la información disponible en México, cerca del 40% de la población general es alérgica, como lo demuestran los resultados positivos de las pruebas cutáneas, realizadas con alergenos específicos y los casos de consulta registrados.

Las alergias pueden afectar a todas las personas sin importar su edad, pero encontramos ciertas particularidades. En principio, son mucho más frecuentes en personas que hereditariamente están predispuestas, ya que sus familiares padecen o padecieron algún tipo de alergia. Este grupo se caracteriza por afectar a más del 20% de la población, en el que suele encontrarse un nivel muy elevado de una sustancia de la sangre llamada Inmunoglobulina E (IgE), presente en personas que padecen de algún tipo de alergia. Si uno de los padres es alérgico, casi la mitad de los hijos heredarán la propensión alérgica. Y si ambos padres lo son, el riesgo es de cerca del 70% y no necesariamente al mismo alergeno.

La frecuencia de las alergias se va modificando según las diferentes edades. Durante la niñez, encontramos la época de la vida en que inician la mayor cantidad de casos de alergia, seguidas por los adolescentes y edades medias de la vida para disminuir de manera evidente a partir de los 40 años.

Las alergias son responsables de una gran cantidad de enfermos y alteran de manera importante la calidad de vida del paciente; además, representan un motivo de consulta frecuente y una fuente importante de consumo de los escasos recursos destinados a la salud.

Entre las distintas formas de presentación de la alergia, sin duda alguna las más frecuentes son la rinitis alérgica y el asma bronquial alérgico, sobre todo en la población pediátrica y de adultos jóvenes.

A partir de los 40 años, aunque en pequeño porcentaje, también pueden aparecer diferentes alergias. Aquellos que nunca las habían padecido, comienzan a estornudar al entrar en contacto con el polen, el polvo o los pelos de algún animal; unos años después, aparecen pequeños salpullidos debidos al ejercicio físico o a algunos fármacos, como la amoxicilina, o incluso a la ingestión de mariscos.

Sin duda, las alergias restan calidad de vida al paciente, ya que es necesario controlar los lugares que frecuenta (un circo, el zoológico, la casa de un amigo), y los alimentos que puede comer, además de la dependencia a los medicamentos. Por lo que vemos, no cabe duda de que las alergias van en aumento, aunque unas son más frecuentes que otras:

- Una de cada tres personas presenta un cuadro alérgico alguna vez en su vida.
- La rinitis alérgica estacional (o catarro alérgico) se presenta en una de cada cinco personas. A principios del siglo pasado era un padecimiento desconocido y, como casi todas las alergias es una enfermedad propia de los países desarrollados.

- Uno de cada seis niños en edad escolar llega a padecer asma.
- Uno de cada siete niños padece alergias cutáneas.
- Una de cada 20 personas padece urticaria.
- La reacción alérgica ocasionada por picaduras de abejas y avispas llega a presentarse en el 10% de la población.
- Las alergias ocasionadas por alimentos están aumentando de forma muy importante.

¿Cómo podemos prevenir esta situación? Lo veremos más adelante.

Tu vida es un reflejo exacto de tus creencias; cuando cambias tus creencias más profundas acerca de tu salud y del mundo, tu salud y tu vida cambiarán en consecuencia.

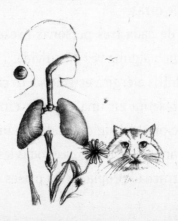

Causas de las alergias

❄

*P*rimero es necesario explicar que los agentes causantes de las enfermedades alérgicas se llaman alergenos o antígenos y son un numeroso grupo de sustancias que, por su naturaleza, reúnen las condiciones necesarias para provocar una sensibilización alérgica en los enfermos.

La primavera es la época del año en la que se da el crecimiento y el reverdecer de la naturaleza, y el ser humano es parte de ella. Son muchas las culturas que adecuan el reloj biológico humano a esta estación; de esta forma, se evitan los problemas que aparecen al terminar el invierno.

Mientras las plantas inician su tiempo de floración, por el aire vuela el temible polen y es cuando las personas alérgicas se ven afectadas. Desgraciadamente, a muchos los sorprenden los ataques de estornudos, la mucosidad (rinitis alérgica) y hasta el asma, porque este problema tiene un origen incierto y, generalmente, basta con haberse sometido a un periodo de estrés para que la primavera convierta a una persona sana en asmática.

Las causas más comunes de las alergias son diferentes cosas pequeñísimas que flotan en el aire, como el polen, los ácaros que viven en el polvo de la casa o bajo las alfombras, el moho y la caspa de los animales. Aunque cientos de sustancias comunes (casi todas), pueden desencadenar las reacciones alérgicas, los alergenos más comunes son:

- Los diferentes tipos de polen.
- El moho.
- El polvo de la casa, los ácaros del polvo y sus desperdicios.
- La proteína animal (caspa, pelo, orina).
- Los químicos de la industria.
- Casi todos los conservadores y aditivos que les agregan a los alimentos industrializados, así como los alimentos generados a partir de fertilizantes o químicos que aceleran su crecimiento o desarrollo.
- Los vapores industriales.
- Los contaminantes del aire.

- Los medicamentos.
- Las plumas.
- Las picaduras de los insectos.
- Las cucarachas y sus desperdicios.

Podemos seguir la siguiente división o clasificación de alergenos:

1. Alergenos animales y vegetales

Entre los que se incluyen polvo, moho, ácaros, polen, pelo, descamaciones, excrementos y saliva de animales, (por ejemplo perros, gatos, caballos, pájaros, conejos y vacas).

Los alergenos vegetales atienden a la época del año en que nos encontramos, especialmente durante la producción de polen. La alergia llamada primaveral se presenta entre marzo y mayo cuando acontece la floración de plantas y árboles, entre ellos, sauces, avellanos, almendros, abedules, olmos, así como los árboles frutales. Las alergias veraniegas u otoñales se presentan entre agosto y septiembre o, incluso, en los meses siguientes, y se trata de alergia al polen de gramíneas, especias u otras hierbas: artemisa, perejil, etcétera.

2. Alimentos alergénicos

Somos lo que comemos. Si tenemos una buena, sana y natural nutrición, lograremos un funcionamiento correcto del sistema de defensa. Para que esto sea posible, debemos consumir alimentos de buena calidad, naturales, sin conservadores, colorantes ni aditivos y en cantidades suficientes.

El déficit de vitaminas y minerales que se genera por una mala alimentación ocasiona, entre otras muchas alteraciones, un desorden en las defensas del organismo. Las carencias que más afectan son la tiamina, el ácido ascórbico y minerales como calcio, azufre, zinc y magnesio.

Nuestro sistema digestivo tolera, hasta cierto punto, nuestros excesos y la consecuencia más evidente es el deterioro de la flora bacteriana intestinal normal. La falta de flora es la causa de la mayoría de las alergias por alimentos e incluso de otras alergias. La digestión necesita un sistema de órganos que funcione bien conjuntamente.

Existen alimentos potencialmente alergénicos que, en condiciones normales, son eliminados por la pared intestinal pero, con un mal funcionamiento, logran entrar en el organismo provocando una alergia alimenticia. Por otra parte, sustancias que, en principio, no generan alergias, cuando inicia la hipersensibilidad y falta de defensa intestinal, pueden captarse como nocivas y alérgenas. Algunos de los alimentos considerados como potencialmente alergénicos son: leche de vaca y sus derivados, carne de res, huevo, durazno, rosáceas, fresas, chocolate, pescado y frutas secas.

3. Químicos ambientales para el hogar y de uso personal

Todas las sustancias químicas que no son específicamente alergenos pero que, por su naturaleza tóxica para el organismo, hacen muy sensible al sistema de defensas y lo llevan a generar reacciones alérgicas; además generan depresión inmunitaria por destrucción de las células de defensa, entre ellas tenemos: las amalgamas dentales que acentúan el asma, eczema y alergias alimenticias, sustancias contaminantes del hogar como barnices, insecticidas, detergentes y otros productos de uso personal como los jabones, cosméticos, perfumes, cremas, etcétera.

4. Estrés, ansiedad y depresiones

El sistema de defensa de nuestro organismo no es una función separada de todo lo demás; de hecho, se sabe que está comunicado con el sistema nervioso por la secreción y recepción de determinadas sustancias químicas llamadas hormonas. Si presentamos constantemente alteraciones de tipo emocional, como el estrés, la depresión y la angustia, nuestro sistema inmunológico se ve afectado y ante dicho estímulo, genera una excitación de la respuesta de las células de defensa, generando a su vez reacciones de tipo alérgico y facilitando a que éstas reaccionen exageradamente ante cualquier sustancia o alérgeno.

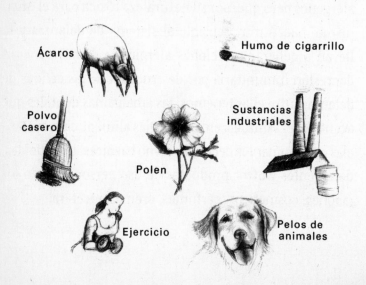

Factores que desencadenan las alergias

*H*ay varios factores que juegan un papel importante en la aparición de la sensibilización frente a un antígeno: el entorno, la predisposición hereditaria, los hábitos alimenticios y de vida, y la disposición psíquica o emocional.

Estar en presencia de alergenos, como los que mencionamos anteriormente, no es totalmente necesario para desencadenar los síntomas. Para ello, hay factores desencadenantes y predisponentes como el contacto con algunos irritantes que llegamos a inhalar. Un ejemplo universal de ellos es el humo del tabaco en las viviendas y en los lugares cerrados. También la exposición al frío, padecer de manera frecuente enfermedades ocasionadas por virus (gripe, anginas, bronquitis, bronquiolitis en niños pequeños, etc.), el estrés sostenido y factores emocionales diversos, en algunos casos el ejercicio (asma por ejercicio), el reflujo de alimento en afecciones como la gastritis, la sobre exposición a contaminantes ambientales como gases y partículas en suspensión en el aire (muy común en la ciudad de México y otras ciudades industrializadas), tal es el caso de las producidas por los combustibles como la gasolina o el diesel (partículas producidas por la combustión de los motores); además, encontramos también la resistencia a los antibióticos como producto de su indiscriminado uso, generalmente por la automedicación.

Los factores que determinan la presencia de una sensibilización son el alergeno (sustancia inofensiva para la mayoría de personas que, en alérgicos, puede ser fatal), el contacto previo (primer contacto que generó anticuerpos) y el estado del organismo (un mal estado de salud por exceso de toxinas en el organismo, mala calidad de las células de defensa, etc), sin olvidarnos del factor hereditario.

El estado de salud deficiente puede ser causado por una alimentación incorrecta (mala calidad, deficiencia o alimentos elaborados con químicos), malos hábitos (tabaco, alcohol, abuso de medicamentos, cosméticos con gran concentración de sustancias químicas: perfumes, cremas, maquillajes, jabones, etc.), un estado emocional nervioso o depresivo; un ambiente húmedo y polvoriento, convivencia con animales domésticos, mala higiene, entre otros.

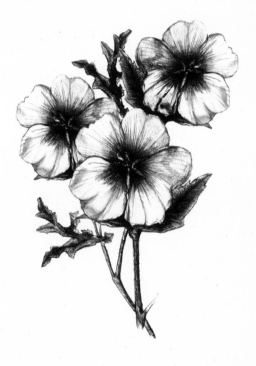

Desarrollo de las alergias

❋

*C*uando nuestro organismo está saturado de tóxicos, como ácido úrico, colesterol, alcohol, medicamentos, etc., complicamos la función de los órganos especialistas en la purificación de la sangre: el hígado y el riñón. Éstos, al no ser tan eficientes por la gran cantidad de trabajo que les damos con los pésimos hábitos de alimentación y cuidado, generan dichos tóxicos al comer, respirar y poner en la piel químicos que se absorben y pasan a la sangre, y además dejan en la circulación gran cantidad de elementos que alteran el funcionamiento tanto de los glóbulos rojos como de los glóbulos blancos, células de defensa que, como ya mencionamos, forman parte del sistema inmunológico. Dicha alteración lleva al desequilibrio en la función del sistema de defensa y predisponemos la sobre-estimulación del sistema inmune, desarrollando de esta manera reacciones alérgicas.

El proceso de intoxicación de la sangre se da diariamente en el cuerpo a través de dos mecanismos principales: el primero, mediante el proceso normal del metabolismo que es el proceso mediante el cual nuestro cuerpo obtiene la energía a partir de los alimentos que ingerimos, para lograr todas sus funciones de vida; y segundo, por obra de los residuos que quedan de los alimentos de mala calidad ineficazmente utilizados, por exceso en su consumo, alteraciones intestinales o presencia de químicos en los mismos.

Además de estos dos mecanismos, debemos incluir los gases que pasan a la sangre a través de la respiración cuando fumamos o respiramos aire contaminado por motores o fábricas que provocan la combustión de hidrocarburos, dejando el aire con elevadas concentraciones de dióxido de nitrógeno y monóxido de carbono; y también los químicos que absorbe nuestro cuerpo mediante la misma respiración de gases tóxicos (presentes en muchos centros de trabajo o en las ciudades densamente pobladas, por ejemplo, plomo), o a través de la piel por el contacto directo con sustancias extrañas (cosme-tología).

La contaminación atmosférica

La contaminación atmosférica es uno de los factores determinantes en el aumento de las enfermedades alérgicas. En diversos países desarrollados se han realizado investigaciones que han comprobado que los niños y adultos que viven cerca de zonas industriales o en calles con una elevada circulación de vehículos, sufren más alergias que los que viven en zonas menos contaminadas.

Por otro lado, en nuestro país, en las comunidades en las que todavía utilizan leña o carbón para cocinar en fogones dentro de las habitaciones, encontramos un índice muy elevado de alergias respiratorias, entre ellas asma y rinitis alérgica, además del riesgo que tienen de desarrollar cáncer o enfisema pulmonar.

Los pocos recambios de aire en las habitaciones, generan una atmósfera doméstica con elevados niveles de bióxido de carbono y elevada humedad, lo que permite el desarrollo de hongos en las paredes y en los techos, favoreciendo las alergias de piel y pulmones.

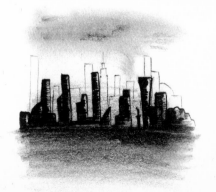

Síntomas de las enfermedades alérgicas

Las alergias pueden ser temporales por naturaleza y los síntomas de una alergia se pueden desarrollar cuando se ha estado expuesto a alguna cosa en particular, como pelusa de animal o moho. Las personas también pueden tener una reacción alérgica después de una mordida de insecto o luego de tomar algún alimento o medicamento.

Los síntomas que produce la alergia en el organismo son principalmente urticaria, picor, rinitis con secreción nasal clara y estornudos, inflamación de los globos oculares con enrojecimiento, lagrimeo y comezón y, en el ámbito pulmonar, dificultad de la respiración o asma por aumento de la secreción de mucosidad y constricción de la vía aérea.

Estos síntomas pueden desencadenarse solos o combinados, afectando a uno o varios órganos, y suelen ser de intensidad y duración variable. Para algunas personas, esta clase de reacciones alérgicas pueden ser mortales. El choque anafiláctico puede causar hinchazón en los tejidos del cuerpo (incluyendo la garganta), vómito, calambres y una rápida caída de la presión de la sangre, además de provocar un estado de choque. Esta reacción grave ocurre constantemente en personas sensibles que son alérgicas a la penicilina, piquetes de insectos, nueces o mariscos en su concha.

Las alergias graves también pueden ocurrir como un resultado al ser expuesto a la pelusa de algún animal, ciertas comidas u otros alergenos. Este tipo de reacción puede ser muy peligrosa, puesto que la hinchazón en los tejidos de la garganta puede imposibilitar la respiración en una persona.

Cómo se diagnostica una alergia

❄

*H*ay que tomar en cuenta los antecedentes familiares de alergia, el inicio, tiempo y evolución de signos y síntomas en relación con un alergeno, así como las diversas manifestaciones clínicas observadas a nivel respiratorio, gastrointestinal, cutáneo, etcétera.

Además del examen y la historia médica completa, el médico puede también realizar lo siguiente:

1. Un examen de la piel: es un método para medir el nivel de anticuerpos IgE del paciente frente a alergenos específicos. Utilizando soluciones diluidas de alergenos específicos (como el polen, el moho, proteína de huevo, etc.), el médico inyecta la solución al paciente o la aplica sobre un pequeño arañazo o pinchazo. La reacción aparece como una pequeña área enrojecida en la piel, aunque esta reacción no siempre significa que el paciente sea alérgico a ese elemento extraño.

2. Un examen de sangre: se utiliza para medir el
   nivel de anticuerpos IgE del paciente frente a
   alergenos específicos. En este estudio se intenta
   detectar la presencia de inmunoglobulinas del
   grupo E (IgE), tanto total como específica para
   la sustancia sospechosa. Estas pruebas se utilizan
   menos porque, en general, tienen menos valor
   que las pruebas cutáneas.

Hay diferentes tipos de pruebas según lo que
queramos detectar y dependiendo de la historia clínica
del paciente, que es mucho más importante de lo que se
piensa. Las más usadas son las pruebas cutáneas que
consisten en un pequeño roce en la piel sin que llegue a
sangrar, con una lanceta, para que el material alergénico
penetre en la piel.

Algunas personas piensan que estas pruebas son
dolorosas, pero en realidad no lo son y se utilizan para el
diagnóstico de la alergia a pólenes, hongos, ácaros,
epitelios de animales y alimentos. Otras pruebas cutáneas
son las llamadas reacciones intradérmicas, utilizadas hoy
en día casi exclusivamente para el diagnóstico de alergias

a medicamentos o a picaduras de insectos. Estas pruebas consisten en un pequeño pinchazo justo debajo de la piel.

Otras pruebas son las del parche, que consisten en pegar un parche con una serie de sustancias a la espalda. Éste se tiene que llevar durante 48 horas y se utiliza para el diagnóstico del eczema de contacto (o reacción alérgica de la piel).

Para realizar estas pruebas en caso de niños, es necesario esperar hasta que su pequeño cumpla los tres años. La razón de ello es que antes de esa edad es más fácil que se produzcan falsos positivos, por la inmadurez de su sistema de defensa. No obstante, si el niño tiene muchos síntomas en primavera o durante los meses de polinización, es conveniente realizarlas cuanto antes para comenzar a tratar la alergia de inmediato.

Las pruebas son necesarias porque, además de efectuar un diagnóstico, definen el tratamiento adecuado para saber contra qué estamos luchando y de qué lo tenemos que cuidar.

Claro que lo más importante son las manifestaciones que cada uno de nosotros podemos desarrollar al estar en contacto con algún alergeno; conociendo las alergias más comunes y cómo se manifiestan podemos, en muchos de los casos, diagnosticarlas, por eso en adelante vamos a revisar cuáles son las alergias, cuáles son sus características y cómo podemos tratarlas.

La vida es así, si quiere prevenirnos de algo, nos lanza pequeñas moronas; si las ignoramos, nos arroja un manojo de tierra; si ignoramos el manojo de tierra, nos paralizará con una tormenta de arena. Esto nos lleva a pensar en esas pequeñas manifestaciones alérgicas a las que no hacemos caso y que pueden presentarse cada vez más fuertes y más graves. Si nos interesa nuestra salud y nuestra vida, hay que identificar esas pequeñas señales de alarma y hacerles caso para actuar rápido. No dejes que sea demasiado tarde y te plantees la pregunta: ¿Por qué a mí?

Cuáles son las alergias

❋

*C*ada quién reacciona de manera muy diferente a los estímulos externos, a esto se le llama homeostasis, que es la capacidad del individuo de mantenerse en armonía con el ambiente que lo rodea pero, debido a la vida moderna, a la sobreprotección tecnológica y a la contaminación del desarrollo, esta homeostasis se ha ido alterando y ahora cada persona tiene su sistema inmunológico fuerte o débil, como resultado de la calidad de vida que sigue.

Por eso, cada persona reacciona diferente ante las enfermedades: ante algunas es resistente y ante otras es especialmente susceptible. Diez personas alérgicas al polen pueden reaccionar de 10 formas distintas e individualizadas, por eso los médicos sabemos que hay enfermos, no enfermedades.

En México, las alergias más recurrentes son: rinitis, faringitis, asma, bronquitis, amigdalitis, sinusitis, laringitis, otitis, conjuntivitis, urticaria y dermatitis atópica.

Los causantes más comunes de los procesos alérgicos detectados en México son: la contaminación ambiental, los hongos, los virus, las sustancias químicas, los alimentos procesados, el polen, el pelo de animales, el polvo casero y las bacterias.

El resultado de la respuesta alterada del sistema de defensas del cuerpo es una exagerada dilatación de las venas y arterias, además de inflamación del tejido afectado, ya sea sistema respiratorio, piel, ojos, etc. Siempre es la misma alteración en el organismo, aunque varíe en intensidad o en la región afectada. Aun así, con la misma alteración como respuesta al mismo alergeno, cada persona, con una predisposición personal, reaccionará de manera diferente ante éste. Algunos alérgicos sufren trastornos respiratorios; otros, alteraciones de piel. Claro, de cualquier forma, los malestares dependen de la sustancia extraña y de la vía de entrada por la que se produce el contacto.

En este libro revisaremos las siguientes alergias y los medios naturales y alternativos efectivos que te ayudarán a prevenirlas y controlarlas:

Tipos de Alergia	Rinitis alérgica
	Asma
	Urticaria
	Alergia alimenticia
	Conjuntivitis
	Alergia a medicamentos

¿Qué síntomas se presentan en cada uno de estos tipos de alergia?

1. Rinitis: mala ventilación nasal, estornudos, comezón nasal, secreción nasal, comezón en los oídos o en el paladar.
2. Asma: problemas de ventilación como falta de aliento, tos, respiración sibilante.
3. Urticaria: ronchas o verdugones que producen comezón.
4. Conjuntivitis alérgica: ojos rojos, irritados, llorosos.
5. Dermatitis atópica: piel enrojecida, irritada, reseca.

6. Dermatitis por contacto: erupción de la piel que produce comezón.

Normalmente consultamos al médico por reacciones alérgicas que se desarrollan de diferente manera en cuanto al tiempo. Los estados alérgicos que presentan reacciones de carácter inmediato son los que se producen a los pocos minutos de entrar en contacto con la sustancia extraña. Las sustancias que generan este tipo de alergias son el polen, los ácaros, los venenos de abejas y avispas, el polvo, algunos alimentos y medicamentos.

En estos casos, los síntomas más comunes que presentamos son dificultad para respirar, silbidos respiratorios, estornudos, picor de nariz y ojos, irritación de los ojos, lagrimeo, urticaria, hinchazón de labios, etc. Es decir, las enfermedades alérgicas de respuesta inmediata son rinitis, conjuntivitis, asma bronquial, urticaria y reacciones anafilácticas severas (generalmente por medicamentos), en las que pueden resultar afectados el corazón y la circulación de la sangre por un estado de choque, así como la respiración, lo que pone en grave peligro la vida de la persona.

El segundo motivo de consulta es la reacción alérgica que se presenta horas después del contacto con la sustancia a la que somos alérgicos, casi siempre se manifiesta en la piel y se caracteriza por enrojecimiento, pequeñas ronchitas y mucha comezón; a estas enfermedades alérgicas se les llama eczema atópico y dermatitis de contacto, y lo pueden causar el níquel o el cobalto que se encuentran en los objetos de joyería o de bisutería, además de muchas sustancias presentes en los productos químicos; también pueden ser el resultado de reacción a algunos medicamentos al tomarlos por tiempo prolongado.

El estado emocional interfiere en todo el proceso alérgico desde el inicio, haciendo más susceptible a la persona a desarrollar la respuesta alérgico ya que el estrés, la ansiedad y la depresión alteran el funcionamiento del sistema de defensa del cuerpo, haciéndolo más sensible, además de prolongar los años en los que aparecerá la enfermedad, especialmente en los casos de eczema atópico, dermatitis por contacto y asma. Y también hace más difícil el tratamiento y control de los cuadros alérgicos.

Como vemos, es muy importante trabajar con nuestro estado de ánimo para controlar y detener esta alteración llamada alergia.

La naturaleza busca el equilibrio y es imposible estar desesperados y equilibrados al mismo tiempo. Tienes que disfrutar tu vida y ésta no tiene por qué ser una lucha a muerte sin tregua. Muchas veces hay que dejar que las cosas fluyan y verás cómo, por sí solas, lograrán el equilibrio.

Dónde están los alergenos

❄

No importa a qué seas alérgico. El mayor problema es que los alergenos tienen el inconveniente de estar en cualquier parte; verás que es posible encontrar caspa de animales, hongos, polen de plantas o polvo, tanto dentro de la casa como al aire libre.

Pueden estar hasta en tu casa

Claro que los podemos encontrar hasta en casa, y lo peor de todo es que, si no los identificamos y controlamos, pueden producir alergias todos los días del año y es así porque nos la pasamos gran parte del tiempo dentro de nuestra casa.

Los alergenos de casa pueden estar en las paredes, las alfombras, los muebles y las mascotas. Estas alergias son más difíciles de controlar a diferencia de las que se producen al aire libre, porque los alergenos como el polvo y los hongos presentes en el moho de las paredes con humedad, flotan en el aire que respiramos.

¿Cómo puedes prevenir las alergias de casa?

Como en todos los casos, es necesario evitar al alergeno en lo posible.

1. Esporas de hongos y moho pueden estar en cualquier parte de la casa por más limpia que esté. Un requisito para su presencia será la humedad; los puedes encontrar en sitios de poca ventilación, entre ellos: paredes, techo, refrigerador, cocina, baño, aire acondicionado, closets, plantas interiores y muebles. Las esporas del hongo y el moho son tan pequeñas que pueden entrar a nuestro cuerpo a través del sistema respiratorio y producir una alergia. Una manera de reducir el riesgo a este tipo de alergia es limpiar los filtros de los acondicionadores de aire; mantener secas las partes por donde corre agua como bañeras, lavamanos y cocinas; evitar las humedades en las paredes, pisos y techo, etc., y mantener bien ventilada la casa.

Familia de los Hongos

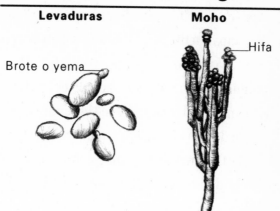

Levaduras

Brote o yema

Moho

Hifa

2. El polvo casero puede estar formado por tierra, ácaros y sus deshechos, bacterias, moho y esporas de hongos, fibras de tela, lana, plumas, pedazos de plantas y partículas de comida. La limpieza debe ser regular y profunda, con la finalidad de disminuir eficientemente la cantidad de polvo que se acumula en una casa. Acumular objetos difíciles de limpiar y que guardan mucho polvo (papeles, discos compactos, libros, fotos, figuras, etc.), favorecen un ambiente rico en polvo, mientras que la limpieza, eliminación de esos objetos o cuando menos guardarlos en cajones, puede reducir la cantidad de alergenos.

3. Los ácaros del polvo. Aunque no se pueden ver, los ácaros están ahí. Son diminutos y viven en principalmente las alfombras, sábanas, peluches, cortinas y se reproducen fácilmente en un ambiente húmedo. Los ácaros del polvo son de la familia de las arañas y se alimentan de escamas procedentes de nuestra piel, por eso se denominan dermatófagos o que comen piel. También los podemos encontrar en muebles tapizados (sillas, sofás) y en los colchones, almohadas y cobijas. El alergeno principal, causante de las reacciones alérgicas, procede de las heces de los ácaros.

A los ácaros les encanta el calor y la humedad, por esto encontramos una mayor cantidad de ácaros en las regiones costeras y calurosas; se reproducen principalmente en los meses de otoño y de febrero a abril, por lo que las personas alérgicas pueden notar un empeoramiento de sus síntomas durante estos meses.

¿Cómo son las personas alérgicas a los ácaros?

Las personas alérgicas a los ácaros del polvo son especialmente adolescentes y adultos jóvenes que presentan síntomas en nariz y ojos (secreción nasal abundante, estornudos, picor de nariz y ojos, lagrimeo,) y/o asma bronquial (dificultad para respirar, sonidos respiratorios sibilantes, tos) de forma perenne, es decir, durante todo el año.

Éstas son las medidas que pueden ayudar a controlar las enfermedades alérgicas causadas por los ácaros del polvo:

- Disminuir el número de muebles y objetos que puedan acumular polvo (peluches, libros), sobre todo en el dormitorio.
- Quitar alfombras y tapetes, sobre todo los de lana.
- Eliminar el mayor número posible de cortinas.
- Es necesario lavar la ropa de cama, cortinas o fundas de sofás con agua muy caliente (50ºC o más).
- La limpieza de la casa, y sobre todo del dormitorio, debe enfocarse a eliminar el polvo y a controlar la humedad. Debe realizarse a diario, con aspiradora, limpiando el polvo con un trapo húmedo para después secar la superficie con una adecuada ventilación. La aspiradora no elimina los ácaros, ya que se agarran a los tejidos con sus patas pro-

vistas de ganchos, pero al menos elimina su materia fecal.

- Es necesario ventilar la casa, manteniendo una temperatura templada y evitando la humedad.

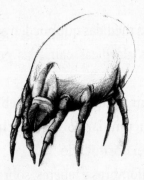

4. Las mascotas. El pelo y la caspa de ciertos animales, como los gatos y los perros, pueden causar enfermedades alérgicas a muchas

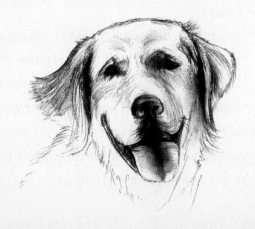

personas. La caspa está formada por escamas secas que flotan en el aire y que provienen de la piel, saliva y orina de los animales de mucho pelo y plumaje.

5. Las plumas. Las almohadas, chamarras y muebles que tienen plumas en su interior generan alergias en algunas personas. Este agente alergeno se puede controlar fácilmente, solo basta con deshacerte de los objetos y muebles rellenos de plumas y cambiarlos por otros de material sintético.

Sigue los siguientes consejos para evitar la aparición de alergias por alergenos de casa:

1. En casa:

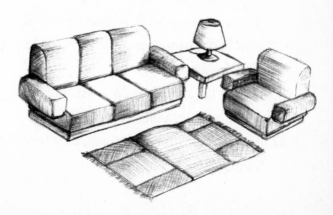

a) Lava las cortinas frecuentemente.

b) Lava la ropa de cama con agua muy caliente.

c) No seques la ropa o las sábanas al aire libre.

d) Mantén tus almohadas y colchones en un forro lo más hermético posible.

e) Mantén a tus mascotas fuera de tu casa. Si eres alérgico o tus hijos lo son, considera mejor no tener animales de pelo o pluma.

f) Evita alfombras muy espesas o, mejor aún, evita las alfombras.

g) Para dormir, mantén tu habitación bien ventilada.

h) Ventila las áreas de mucha humedad y elimina la humedad al máximo.

i) No uses almohadas de plumas y cámbialas por almohadas sintéticas que deberás renovar cada dos años.

j) Limpia las superficies que acumulan polvo; de ser posible, a diario.

k) Prefiere las superficies suaves y fáciles de limpiar.

l) Guarda los objetos que acumulen polvo dentro de cajones (por ejemplo, libros, discos, etcétera).

m) Ten la menor cantidad posible de plantas para interiores y procura no oler flores recién cortadas.

n) Usa la aspiradora con un filtro que recoja partículas pequeñas de polvo y ácaros.

2. Qué puedes hacer con tus mascotas:

a) Si ya descubriste que eres alérgico al pelo o caspa de tu mascota, evalúa las opciones, tu salud es muy importante y las consecuencias de una alergia pueden ser muy graves, tanto en poco tiempo como a largo plazo; la solución ideal es no tener mascota, pero si no lo decides así...

b) Mantén a tu mascota afuera de tu casa y, sobre todo, de tu habitación, el mayor tiempo posible.

c) Cepilla a tu mascota siempre fuera de la casa. Sería recomendable pedirle a algún otro miembro de la familia que se haga cargo de este trabajo.

d) También tendrás que pedirle a alguien que te limpie la caja del gato o la jaula del pájaro.

e) Es muy importante bañar todas las semanas a tu mascota; este es otro trabajo que sería mejor que hagan por ti.

f) Evita que tu mascota tenga contacto con tu ropa de cama, tapetes o alfombras, y límpialas con mayor regularidad.

3. Cocina:

a) Coloca hierbas decorativas en tu cocina en vez de flores.

b) No te olvides de limpiar muy bien detrás del refrigerador, dentro de las alacenas, donde se acumule polvo o guardes alimentos.

c) No dejes que se acumule por mucho tiempo agua en la charola de recolección del refrigerador, para evitar la formación de moho y hongos.

d) Saca del refrigerador las verduras, frutas o alimentos que ya no sirvan o que no estén frescos, pues son un lugar ideal para el crecimiento de moho.

También encontrarás alergenos al aire libre

Verás que en cualquier parte puedes encontrar alergenos pero, cuando éstos se encuentran al aire libre, puedes evitarlos más fácilmente; sólo es necesario reconocerlos, estar pendiente de ellos y poner tus barreras. Las alergias más comunes fuera de la casa son producto del polen.

1. El polen

   Los pólenes son el vehículo de las células de reproducción masculinas de las plantas que necesitan ser transportadas hasta las células de reproducción femeninas para fecundarlas y, en consecuencia, asegurar la supervivencia de las especies vegetales. Para conseguir este objetivo, las plantas se valen fundamentalmente de dos mecanismos:

Reproducción por medio de los insectos. Estas son plantas con flores llamativas y vistosas para atraer a los insectos, y su polen es pegajoso. Así, por ejemplo, cuando una abeja se posa en la flor para libar el néctar, el polen se queda pegado a las patas de la abeja. Cuando la abeja se posa en otra flor, deposita en ella el polen que lleva pegado, fecundando así la planta.

Fecundación utilizando al viento. Estas plantas no poseen flores vistosas y se valen del viento para poder reproducirse. Para ello, su polen es de tamaño pequeño, se desprende de la planta con facilidad y en grandes cantidades en cuanto sopla algo de aire. Es capaz de llegar muy lejos, permitiendo así la fecundación a distancia de otras plantas de su especie.

Muchas plantas tienen una forma de fecundación mixta: utilizan a los insectos, pero también desprenden fácilmente su polen para que lo transporte el viento.

El polen puede venir de las flores, los árboles, el pasto y las hierbas. El polen aumenta y disminuye su intensidad dependiendo de la época del año, por lo que el incremento de las alergias por esta causa también es estacional, de esta manera si conocemos la temporada de polinización de las plantas que sueltan al viento el polen que nos afecta, podemos evitar el contacto con él y prevenir la enfermedad.

Así, teniendo en cuenta que algunas personas se hacen alérgicas por respirar el polen que está flotando en el aire, veamos los siguientes aspectos de gran utilidad para la prevención:

- Los síntomas que con mayor frecuencia se presentan al contacto con el polen en las personas alérgicas son los respiratorios, ya que esta es la vía de entrada en el organismo; lo más frecuente es encontrar estornudos, taponamiento de nariz, escurrimiento de moco, lagrimeo, comezón en nariz y ojos y, además, se pueden llegar a presentar síntomas de vías respiratorias bajas como tos, dificultad para respirar y silbidos presentes en el asma. A veces se puede producir también urticaria, comezón, hinchazón, entre otros.

- Las plantas responsables de la mayoría de las enfermedades alérgicas son las que necesitan del viento para transportar su polen. Por tanto, las plantas de flores vistosas no son tan importantes en relación con los estados alérgicos, pues su polen no vuela con tanta facilidad.

- Es probable que un alérgico presente más síntomas cuando se encuentre en un lugar donde existan muchas plantas de una especie a cuyo polen sea alérgico. Sin embargo, aunque esté lejos de esta zona, puede presentar cuadros alérgicos, ya que el polen puede ser transportado por el viento varias decenas de kilómetros.

- Comúnmente, aunque depende de la planta que origina el polen la primavera y el verano son los meses de mayor problema para las personas alérgicas al polen, pues es la época en la que polinizan la mayoría de las plantas.

- Los días de viento son los días de mayor riesgo para las personas alérgicas a los pólenes.

- Los días lluviosos ayudarán a mejorar a los alérgicos al polen, pues la lluvia lo quita de la atmósfera.

- No existen alérgicos a todos los tipos de polen; si fuera así, créeme que no lo podría soportar nadie, nunca dejaría de estar enferma la persona, a menos que se fuera a vivir a zonas desérticas, y todavía tendría síntomas; las alergias a los pólenes son específicas a cada planta, por ejemplo, hay personas alérgicas al polen de las gramíneas como el trigo, pero que toleran el polen del eucalipto. Por tanto, es necesario, para el tratamiento y la prevención, identificar el o los pólenes a los que es alérgico el paciente.

Sigue estos consejos para evitar la aparición de alergias por alergenos presentes al aire libre:

1. Trata de evitar la actividad al aire libre en la mañana, sobre todo entre las cinco y las 10 am, porque son las horas en las que hay más polen.

2. Maneja con las ventanas cerradas; si es necesario, utiliza el aire acondicionado.

3. Procura ir de vacaciones a lugares con poco polen, como las playas.

4. En casa, déjale el trabajo de cortar el pasto, podar arbustos y levantar las hojas de los árboles a otras personas.

5. Es preferible permanecer en tu casa o en lugares cerrados en las épocas en que la cantidad de polen es alto en el ambiente.

6. Retira el exceso de arbustos y plantas, y elimina los troncos podridos que estén cerca de tu casa, puedes preferir plantas con flores hermosas como el rosal, que generan menos riesgos al polen, a menos que seas alérgicos a ellas.

7. Por muy rico que huelan las flores y las plantas, procura no llevarlas directamente a tu nariz.

8. Conoce cuáles son los remedios y terapias alternativas que te pueden ser de gran utilidad.

La pregunta que te hago es ésta: ¿qué vas a hacer con lo que tienes? Si la respuesta es: poco, nada va a mejorar, recuerda que el universo recompensa el esfuerzo, no las excusas. Dios no va a bajar de una nube para decirte: ¡Ahora te doy permiso de cuidarte! Tú debes darte ese permiso.

Rinitis alérgica

❄

*L*a rinitis alérgica es la inflamación de la mucosa nasal, inducida por el sistema inmunológico y provocada por un alergeno. Es una enfermedad crónica, esto significa que dura mucho tiempo.

La rinitis alérgica, llamada también alergia nasal, es el padecimiento alérgico más frecuente a cualquier edad, aproximadamente de un 10 a 15 % de la población general la padece; además, es el padecimiento nasal más frecuente.

Dependiendo de la intensidad en que se presente, puede llegar a ser incapacitante o disminuir la calidad de vida de la persona que la padece. Aunque el padecimiento no es peligroso, puede desencadenar otros de mayor cuidado.

Se presenta de manera intermitente o continua, sucede en personas de cualquier edad, pero que tienen una fuerte tendencia genética (hereditaria). Puede mantenerse por periodos prolongados de la vida o durante toda la vida.

La gran mayoría de la gente que la padece, la sufre por periodos bien definidos del año. Ésta se llama rinitis alérgica estacional y son pocos los que la padecen en forma continua; en este caso, se le llama rinitis alérgica perenne. La rinitis alérgica se presenta generalmente cuando el polen de las plantas se encuentra en su máxima concentración en el aire; esto es durante la primavera, verano y principios del otoño. Es una de las enfermedades crónicas más comunes de los países desarrollados y puede presentarse a cualquier edad, pero es más frecuente en la infancia y durante los primeros años de la segunda década de la vida.

La alergia al polen aparentemente no tiene un componente totalmente hereditario, pero la tendencia a la sensibilidad alérgica, tanto al polen como a cualquier otro alergeno, generalmente es familiar.

La historia familiar aporta datos importantes sobre la enfermedad alérgica. Al analizar algunos casos en los que el padre padece de algún tipo de alergia, ya sea en forma de urticaria, rinitis alérgica o asma, existe una posibilidad, alrededor del 50% ,de que su hijo o hija sean alérgicos. Y peor aún, si tanto el padre como la madre son alérgicos, la posibilidad de que el hijo o los hijos presenten alguna enfermedad alérgica aumenta a casi el 80 por ciento.

La mayor parte de la gente que padece rinitis la tiene de forma relativamente leve y no interviene significativamente con sus actividades cotidianas; sin embargo, en muchos casos, a pesar de no ser tan leve, tiende a ignorarse o se aprende a vivir con las molestias como si fuera algo normal y no se le da importancia hasta que aparecen las primeras complicaciones serias, como los problemas asociados con el oído, las sinusitis, los problemas de las amígdalas y adenoides y, peor aún, el asma bronquial, que requieren tratamientos más complicados, en algunos casos quirúrgicos y, sobre todo, más costosos.

Algunos estudios, y mi experiencia en la consulta lo confirma, demuestran que casi la mitad de los que padecen rinitis alérgica padecerán también de asma bronquial algunos años después del inicio de los síntomas nasales. Esto nos da una excelente oportunidad, ya que puede evitarse la aparición del asma si se logra detener el proceso alérgico desde los primeros años.

Es muy frecuente que la rinitis alérgica se presente asociada a molestias importantes de los ojos, por lo que, en ese caso, se le puede llamar rinoconjuntivitis y todavía es posible asociarla con una tercera manifestación alérgica: la urticaria.

Es muy importante investigar las coincidencias y circunstancias que pueden estar relacionadas con la aparición de reacciones alérgicas. La congestión nasal empeora cuando el niño va a la casa de la tía que tiene un gato viviendo con ella. O en otros casos, la rinitis se presenta casi todo el año, a veces con menos intensidad, pero nunca se le quita por completo ni por largos periodos de tiempo; entonces, es posible que la rinitis responda a la presencia de ácaros del polvo, mohos (hongos de humedad) o animales en casa; o que sea estacional, presentándose generalmente en primavera y verano, en el caso de alergia a pólenes.

Sus causas

La causa del proceso inflamatorio es una reacción del organismo por el contacto en la mucosa nasal con sustancias extrañas que ya conoces como antígenos, y que estimulan la producción de ciertos anticuerpos (IgE) que liberan factores químicos responsables de la inflamación (histamina,etc.), los causantes de todas las molestias de este padecimiento.

En la gran mayoría de los casos, encontramos antecedentes alérgicos de cualquier tipo por una o ambas ramas familiares; es decir, la rinitis alérgica tiene un carácter hereditario o genético bien definido.

En realidad, lo que heredamos es la posibilidad y la capacidad de crear alergias de cualquier tipo: rinitis, asma o urticarias. Sin embargo, es necesaria la exposición repetitiva o constante a alergenos inhalados o ingeridos con características bien definidas y específicas para que se despierte el fenómeno de alergia, en este caso expresado en forma de rinitis.

Entre los alergenos más frecuentes se encuentran el polen de ciertas plantas, el polvo de casa, el pelo y la caspa de los animales, los ácaros del polvo, las esporas de hongos y moho, partículas de insectos y puede ser que hasta algunos alimentos sean la causa que despierta la reacción. Estos alergenos son los que provocan la mayor parte de los casos de rinitis alérgica.

Los niños más pequeños presentan con mayor frecuencia las alergias relacionadas con los alergenos perennes, como son el polvo, el moho, los ácaros y los animales.

La alergia al polen requiere de dos a tres temporadas de exposición para que aparezcan los primeros síntomas alérgicos. La alergia al polen aparece normalmente alrededor de los cinco años de edad aunque, dependiendo de la frecuencia de exposición, puede ocurrir antes, por ejemplo cuando se tienen muchas plantas dentro de casa.

La alergia a alimentos es una causa poco común de rinitis alérgica, no obstante, puede existir reactividad nasal a algún alimento.

Además de los alergenos, es recomendable interrogar sobre el contacto con sustancias irritantes que son responsables de aumentar los procesos inflamatorios en la mucosa nasal.

El tabaquismo pasivo, contacto con leña o carbón muy frecuente, humos, vapores de cloro en albercas, de pinturas o solventes, insecticidas, el polvo de construcción u otros químicos volátiles incrementan la susceptibilidad del niño o adulto.

¿Cómo saber si lo que tengo es rinitis alérgica?

Es común confundir la rinitis alérgica y pensar que tenemos una infección viral; la diferencia más notable es el tiempo de evolución. Si tienes más de cinco días con los siguientes síntomas, seguramente tu problema es alérgico.

Signos y síntomas de rinitis alérgica estacional y perenne
1. Comezón en nariz, oídos, paladar o garganta.
2. Escurrimiento de moco claro, delgado, acuoso, que puede ser intenso y continuo.
3. Irritación de la piel que cubre la nariz, alrededor de las narinas y labio superior, debido a la descarga nasal.
4. Congestión nasal.
5. Obstrucción del drenaje de los senos paranasales, causando dolor de cabeza, de senos paranasales y de oído.
6. Empeoramiento de los síntomas al levantarse por la mañana.
7. Alteraciones en la audición, olfato y/o gusto.
8. Respiración oral (de predominio nocturno).

9. Garganta seca, irritada o con dolor.
10. Presencia de ronquidos nocturnos.
11. Escurrimiento retronasal de moco.
12. Tos crónica sin flema.
13. Necesidad continua de despejar la garganta (carraspera).
14. Dolor de cabeza por arriba de los ojos.
15. Alteraciones en el sueño, con o sin fatiga durante el día.
16. Empeoramiento de los síntomas de asma, si la padeces.

Aunque éstos son los síntomas principales, es muy frecuente que se acompañe de una o varias de las siguientes molestias: comezón de ojos, lagrimeo, intolerancia a la luz, dolor de cabeza en la zona frontonasal, resequedad de nariz, sangrado mínimo o franco de las fosas nasales, costras de moco, comezón de oídos, sensación de oídos tapados, comezón de paladar y de garganta, ardor matutino de garganta o tos franca.

El niño con rinitis alérgica muestra comúnmente otros datos clínicos asociados de enfermedad alérgica, como urticaria, sibilancias al respirar o signos parecidos al asma. Ya que la tos es un hallazgo frecuente en pacientes con rinitis alérgica y/o asma bronquial, su presencia nos obligará a buscar datos de problemas bronquiales agregados.

Los hijos de Dios no son tocados por espíritus malignos. Hay que saber que se está a salvo de todo mal, y comprender que el miedo es el que provoca que imaginemos demonios y tragedias; es necesario reconocer que somos responsables de nuestros propios temores.

El miedo procede de una falta de sabiduría y de amor hacia uno mismo y la única curación es el conocimiento de la verdad: tu verdad. Conocer tu verdad y aceptarla te llevará a despertar el amor hacia ti mismo.

Prevención

La mejor manera de tratar las alergias es evitando las cosas que te las provocan. Por ejemplo, si eres alérgico al polvo y al moho, disminuir la cantidad de polvo y moho de tu casa puede ayudar.

Aunque no todas las personas con rinitis alérgica tienen las mismas molestias ni reaccionan a las mismas cosas, vamos a repasar algunas recomendaciones prudentes para cualquiera de ellos:

1. **Evite los cambios bruscos de temperatura ambiental**: todo paciente alérgico tiene cierta susceptibilidad a los cambios bruscos de temperatura, ya sea natural o artificial.

2. **No... al humo de cigarro:** está demostrado que el humo del cigarro incrementa la respuesta alérgica y además disminuye los factores de defensa de la mucosa respiratoria a las infecciones. Esto implica que no debe haber fumadores en la casa de una persona con alergia y por supuesto un alérgico no debe fumar.

3. **Evite los lugares con mucho polvo**: en especial los días con mucho viento en nuestra ciudad son un peligro para los alérgicos. Si eres alérgico(a) al polvo o pólenes, es necesario evitar las actividades deportivas que se realicen en canchas de tierra o pasto; procura permanecer el mayor tiempo posible en casa o lugares cerrados.

4. **Elimina el polvo dentro de tu casa**: aunque también el polvo casero no siempre es el responsable de las alergias respiratorias, siempre es conveniente evitarlo, en lo posible, por su gran potencial alergénico.

5. **Huye de las infecciones respiratorias**: trata de evitar que un alérgico tenga contacto con personas con gripe o cualquier tipo de infección respiratoria. Evita estar mucho tiempo en lugares cerrados con mucha gente, sobre todo en las temporadas en las que aumentan las enfermedades respiratorias.

6. **No te expongas a olores fuertes**: esto incluye los olores fuertes de productos de belleza, solventes químicos como el amoníaco, la acetona, el alcohol, los solventes, la gasolina y algunos limpiadores, especialmente los que contienen cloro, entre otros.

7. **Evita que te dé el aire directo en la cara**: sobre todo de ventiladores, aires acondicionados, refrigeradores o corrientes naturales. Además deben evitarse temperaturas muy bajas, especialmente por la noche.

8. **Es mejor no tener mascotas**: aunque no todos son sensibles al pelo o caspa de animales, éstos son alergenos potentes que tarde que temprano pueden ser importantes en la gente con alergias respiratorias. Además, los animales llevan consigo otros tipos de alergenos como el polvo y algunos insectos. Aunque el animal se mantenga todo el tiempo en casa, se ha comprobado que incluso así, la casa se contamina lentamente con sus alergenos. Si su niño quiere una mascota, es preferible elegir entre peces, tortugas, camaleones, ranas y otros animales sin pelo y plumas.

9. **Cuidado con algunos alimentos**: existen algunos alimentos que son capaces de producir rinitis alérgica, sobre todo en niños menores de los dos años de edad; es recomendable tratar de relacionar la aparición de los síntomas con la coincidencia de darle de comer algún alimento y comentarlo con su médico. Entre los alimentos más alergénicos se cuentan: la leche, el chocolate, el huevo, la harina de trigo, la piña, la fresa, los cítricos, el cacahuate, la

nuez, el pescado y los mariscos, además de los embutidos, enlatados o industrializados, pues utilizan casi siempre químicos conservadores, antioxidantes, colorantes y saborizantes artificiales que pueden producir síntomas de rinitis alérgica.

10. **Aguas con la automedicación**: es posible que la rinitis alérgica aparezca a consecuencia del consumo de ciertos medicamentos, ya sea por la sustancia básica o por los vehículos, colorantes o conservadores que contienen. Los que se relacionan más frecuentemente son: la aspirina, los antiinflamatorios, las hormonas tiroideas y algunos medicamentos para la presión.

Tratamiento

Las medidas de control del ambiente, tanto en casa como al aire libre, son la parte más importante del tratamiento de las personas con rinitis alérgica, y deben adecuarse a la severidad del problema; a mayor severidad de las molestias, más estrictamente se deben seguir las medidas de prevención.

El control natural de la rinitis alérgica se centra en el control de la respuesta del sistema de defensa. Es importante incluir, en el esquema de tratamiento, ajustes en el estilo de vida y una dieta sana, rica en fibra y alimentos naturales, incluyendo una cantidad importante de verduras, cereales y frutas secas.

Para comenzar, te recomiendo disminuir, si es posible al máximo, los alimentos cárnicos, los productos lácteos y las grasas saturadas, además del trigo, los huevos, el chocolate, los embutidos y los alimentos enlatados o empaquetados. El alcohol, el tabaco y el azúcar también deben evitarse.

Hay que incluir una gran cantidad de líquidos, entre agua (dos litros), infusiones (un litro) y jugos de verduras crudas (250 ml por las noches). Te recomiendo zanahoria, apio, pepino, espinacas y perejil.

No debes combinar estos jugos; puedes elegir uno cada día y variarlos durante la semana.

Procura incluir en tu dieta alguna de las siguientes frutas y consumirlas, de preferencia en ayunas o durante el desayuno: almendra, betabel, naranjilla, maracuyá y tomate de árbol.

Como ayuda para controlar los síntomas de la rinitis alérgica, te recomiendo lo siguiente:

1. Ralla un trozo de betabel crudo y machácalo suavemente para extraer su jugo. Aplica en cada fosa nasal una gota del jugo de betabel, todos los días por la mañana.

2. 20 minutos después, aplica en cada fosa nasal una gota de aceite de almendras.

3. Cada cuatro o seis horas, aplica 10 gotas de infusión de manzanilla dulce en cada fosa nasal, dependiendo de la severidad de las molestias, hasta que desaparezcan.

4. Recuerda que todos estos apoyos terapéuticos no sustituyen los consejos de tu médico.

Asma

*E*ste nombre se le da a ciertos ataques de asfixia originados en los bronquios, generalmente asociados a sensaciones de miedo y malestar.

El asma es una enfermedad crónica que afecta los bronquios; esos conductos llevan el aire hasta los pulmones. Los niños y adolescentes con asma tienen inflamado el tejido interno de los bronquios. Esta inflamación hace que los bronquios sean más sensibles a determinados estímulos, a los que llamamos desencadenantes del asma.

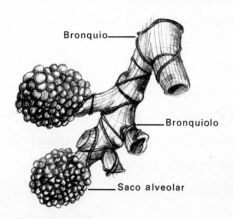

Bronquio

Bronquiolo

Saco alveolar

Al ponerse en contacto con estos desencadenantes, los bronquios se estrechan y se inflaman más, de forma que el aire entra y sale con mucha dificultad.

El asma se caracteriza por accesos normalmente nocturnos y sin fiebre, con respiración difícil y ansiosa, tos con expectoración escasa y espumosa y ruidos parecidos a silbidos al sacar el aire. Es normalmente una alteración reversible que puede mejorar de forma espontánea o como respuesta a un tratamiento.

Se trata de una enfermedad crónica que afecta a 5% de los adultos y del seis al 8% de los niños. Es la principal enfermedad crónica en la infancia y la tercera en la edad adulta, después de la hipertensión arterial y las alteraciones articulares como la artrosis.

El asma es una enfermedad del sistema respiratorio que tiene las siguientes características:

1. Obstrucción reversible de la vía aérea, total o parcialmente.
2. Inflamación bronquial con cambios físicos a largo plazo (fibrosis) de la estructura del bronquio.
3. Respuesta aumentada de los bronquios por distintos estímulos.

4. Al producirse la inflamación, aparece tos, silbidos en el pecho, secreciones (flemas), dificultad para respirar o fatiga.

En una de las formas poco típicas del asma, podemos encontrar exclusivamente tos persistente, opresión torácica sin más síntomas acompañantes, o bien estar oculta como bronquitis de repetición en niños; de estos casos, pueden existir muchos sin que ya se hayan diagnosticado como asmáticos. En todas las formas, es característico el predominio nocturno de los síntomas.

El origen del asma bronquial es la inflamación producida por alergia a productos o elementos conocidos o desconocidos. Puede iniciarse a cualquier edad, con una mayor frecuencia antes de los cinco años, siendo las niñas las más afectadas durante la infancia y los hombres los más afectados después de la pubertad. El asma es más común en clases sociales menos privilegiadas, en los climas fríos y, coincidentemente, en las ciudades industrializadas y contaminadas.

La evolución esperada es hacia la curación en un alto porcentaje de los que padecen asma. En la infancia, antes de los cuatro años, un 10% de los niños tiene asma y sólo un 4% de ellos presenta cuadros asmáticos después de los 18 años.

Es muy alentador que más de la mitad de los niños con asma dejen de padecer esta enfermedad después de la pubertad, pero eso depende mucho del control del alergeno y de cómo se le ayude a nuestro cuerpo a enfrentarlo.

Muchos pueden ser los factores o causantes que desencadenen una crisis asmática; entre ellos, encontramos el contacto con los ácaros del polvo, los pólenes en los periodos primaverales y de otras estaciones, el contacto con animales de pelo, algunos alimentos y químicos; pero además, existen factores que contribuyen a que un niño o un adulto puedan desarrollar una crisis de asma, como son la contaminación atmosférica, el humo del tabaco, irritantes como los productos de limpieza, los cuadros gripales, la tos o, en ocasiones, la realización de ejercicio físico brusco y la inhalación de aire frío. Pero no sólo los factores que acabo de mencionar son los principales culpables de los ataques de asma en los niños y el desarrollo de la enfermedad desde sus inicios, también existe una relación directa entre el asma y lo que los niños comen.

Desde hace tiempo existe la teoría de que un paquete de papas fritas puede ser más dañino para un niño asmático que para un niño que no padece de asma (aunque no deja de ser dañino para cualquiera de los dos); sin embargo, es necesario saber que no se trata de quitar un alimento en específico para favorecer a los infantes que padecen de asma, sino de establecer una dieta adecuada a sus necesidades, con alimentos sanos y naturales que puedan protegerlos de la enfermedad.

Además, tenemos que tomar en cuenta otros mecanismos que pueden empeorar las crisis asmáticas, entre ellos:

- Infecciones en vías respiratorias.
- Cambios bruscos de temperatura.
- Olores fuertes.
- Esfuerzos físicos extenuantes.
- Estrés, nerviosismo.
- Alteraciones de la digestión como la gastritis, sobre todo cuando presenta regreso del contenido gástrico a la garganta.
- Otros.

¿El asma se presenta de diferentes formas?

El asma bronquial presenta diferentes variedades en la forma en que se manifiesta la enfermedad, por eso se han desarrollado muchas maneras de clasificar al asma, dependiendo de la frecuencia con la que se presenta en el mismo paciente y de otros factores involucrados.

Como veremos, es poco común que un solo factor sea responsable de todas las alteraciones que se presentan en el asma, aunque, claro, uno de ellos en concreto puede ser el responsable de los síntomas, en algún momento de la evolución de la enfermedad.

Básicamente, el asma se clasifica en leve, moderada y grave. La mayor parte de los niños y adolescentes tienen asma leve o moderada, lo que hace que tengan periodos con síntomas y periodos libres de ella.

Los que llegan a presentar asma grave están con síntomas casi permanentemente; es decir, no tienen periodos sin crisis o, mejor dicho, sin síntomas.

Para hacer más práctico el conocimiento de la enfermedad, se han desarrollado algunas clasificaciones que resultan útiles para definir la forma en que se desarolla y presenta la enfermedad, así como la gravedad con la que se puede presentar en los pacientes.

- El **asma extrínseca** incluye a aquellos pacientes que tienen una reacción del sistema respiratorio por un alergeno específico.

- El **asma intrínseca** es un término más amplio y se aplica a un grupo de pacientes cuya característica común es que no es posible detectar un antígeno específico como causa de origen. Tiene además una serie de características propias, entre ellas, suele comenzar en la vida adulta, en muchos casos se asocia con pólipos nasales, sinusitis o alergia a la aspirina y otros antiinflamatorios.

- El **asma ocupacional** es producida por la inhalación de humos industriales, polvos y vapores que se encuentran en el lugar de trabajo. Estos pacientes suelen mejorar fuera de su lugar de trabajo, durante las vacaciones, fines de semana y períodos de ausencia.

- El **asma inducida por ejercicio** es un fenómeno raro y que puede ocurrir de forma aislada o cuando el paciente ya padece de asma. En estos casos se presenta obstrucción de las vías aéreas de cinco a 20 minutos después de terminar su rutina de ejercicio o cuando lo está realizando. Generalmente aparece cuando se intenta un ejercicio mas extenuante de lo normal, por un mecanismo que parece incluir el enfriamiento, la resequedad de la vía aérea, el aumento de la ventilación y la pérdida de calor o por el flujo excesivo de aire, especialmente en climas fríos.

- El **asma intermitente** es cuando la enfermedad cursa con crisis de dificultad para respirar con intervalos sin molestias.

- El **asma persistente** se da cuando los síntomas son prácticamente permanentes y además hay periodos en los que se hacen más intensos.

- El **asma del lactante** es una contracción de los bronquios de origen viral, ocasionada por los mismos virus que causan las bronquiolitis. En estos casos es necesario que el médico realice estudios para determinar si es o no asma.

- El **asma de la edad escolar** afecta sobre todo a varones y se asocia con alergia a polen, polvo y ácaros en la mayor parte de los casos.

- El **asma de la adolescencia** se diagnostica generalmente cuando el adolescente presenta crisis durante periodos de angustia, estrés o extenuante esfuerzo físico. Es común encontrar la negación de los síntomas, pero es donde encontramos la mortalidad más alta.

- El **asma del adulto** ocurre cuando el promedio de edad de los pacientes adultos que consultan por exacerbación de su asma se encuentra entre 30 y 35 años de edad.

Sus causas

El asma no se produce por una sola causa, por lo general hay muchos factores que trabajan solos o en conjunto para producir el ataque asmático.

El asma tiene un origen genético (ello explica que en una misma familia pueda haber varios asmáticos). Esta alteración que está presente en la información genética es la que hace que los asmáticos reaccionen de forma anómala ante determinados agentes (polen, polvo, moho etc.) y se inflamen sus bronquios.

Una vez que el sistema de defensa del cuerpo memoriza la respuesta a estos agentes extraños, ante un nuevo contacto con dichos agentes o con otros, los bronquios se estrechan y dificultan el paso del aire, desencadenando una crisis. El gatillo para un episodio asmático puede ser el estrés, infección respiratoria, ejercicio físico, inhalación de aire frío o los alergenos (polen, moho, polvo casero, ácaros del polvo, pelusa de animales).

Las causas del asma son conocidas sólo en el asma extrínseca (ver clasificación):

a) **Polen:** un pequeño número de pólenes transportados por el aire son capaces de provocar asma (100 de entre 250 mil plantas). Su pequeño tamaño les permite permanecer suspendidos en el aire durante mucho tiempo, alcanzar grandes distancias (pueden ser kilómetros) y penetrar en los pulmones.

b) **Ácaros del polvo:** son pequeñas arañas microscópicas. También producen asma algunos de los llamados ácaros de almacenamiento.

c) **Hongos:** los alergenos de los hongos se encuentran en sus esporas. Sólo aquellos que las producen son capaces de causar asma. El crecimiento de los hongos y la liberación de esporas depende de la humedad, la temperatura y la existencia en su entorno de materia orgánica (vegetación, basuras, cortinas de baño, aparatos de aire acondicionado, revestimientos de papel, etcétera).

d) **Animales:** sustancias derivadas de la saliva y la orina de ciertos animales, generalmente adheridas a su piel o pelo, pueden provocar asma. Los animales domésticos más frecuentemente implicados son perro, gato y hámster. Otros animales que pueden producir asma en personas expuestas son caballos y conejos, entre otros.

e) **Alimentos:** generalmente provocan asma en la infancia –muy rara vez en adultos–, además de presentar síntomas asociados como la urtica-ria, vómito, etc. Los desecadenantes más impor-tantes son leche, fresas, huevos, chocolate, pesca-dos, mariscos, etcétera.

f) **Alergenos ocupacionales:** existen más de 200 agentes descritos que pueden provocar asma profesional. Las profesiones más expuestas son las relacionadas con la industria farmacéutica, panadera, de la madera, de detergentes y expe-rimentación con animales.

Cuáles son los signos y síntomas del asma

Los síntomas principales del asma son: tos, silbidos al respirar, fatiga con poco esfuerzo y sensación de presión en el pecho. No es común que aparezcan todos los síntomas a la vez, claro que dependerá de la gravedad, y en general lo que más asociamos con el asma es la fatiga con las sibilancias (silbidos), que nunca debe confundirse con el cansancio natural que se produce después de hacer deporte, jugar, etcétera. Un ejemplo de niño o adolescente con una crisis de asma es aquel que respira con dificultad, le oímos silbidos al respirar, habla entrecortado y tose.

En general, los síntomas son: tos molesta, interrupción de la respiración y ruido silbante al meter y sacar el aire de los pulmones. Las crisis son generalmente nocturnas; el asmático despierta temeroso, con tos seca, dificultad para respirar y dolores tipo opresión en el pecho. Los labios y las uñas toman un tono azulado, se presenta un sudor frío y el pulso se acelera.

Estos son los síntomas que puede presentar un asmático, aunque dependen en cierta medida del tipo de asma bronquial que padezca:

- Asma intermitente: caracterizada por periodos en los que se presenta falta de aire y sibilancias, con otros en los que el individuo permanece sin algún tipo de síntoma.

- Asma atípica: algunos pacientes asmáticos presentan tos persistente, disnea de esfuerzo y opresión torácica.
- Asma persistente o crónica: caracterizada por síntomas continuos en forma de tos, sibilancias y sensación de falta de aire.

Diferencias entre el asma infantil y el asma del adulto

Aunque los síntomas del asma infantil son los mismos del asma del adulto, puede que no sean tan notorios y fáciles de detectar, por lo que hay que ser muy suspicaces en el caso de los niños.

La respiración con silbidos, un indicador positivo de asma, puede no ser notoria tanto en un niño con asma como en un adulto. Sin embargo, la generalidad de los niños que tienen asma toserán, sin importar su edad. Es posible que un niño que tosa después de correr o llorar, o durante la noche, tenga asma, por lo que te recomiendo acudir con tu médico para hacer el diagnóstico correcto.

Otros aspectos a tener muy en cuenta en el asma infantil, son los siguientes:

- La tos o las infecciones respiratorias frecuentes pueden indicar asma sin diagnosticar.
- Los bebés con asma pueden tener una tos muy ruidosa, respiración rápida y silbidos nocturnos.
- La irritabilidad inexplicable, que puede atribuirse a la molestia de la opresión en el pecho, puede ser un signo de asma.
- La opresión en el pecho y la dificultad para respirar pueden ser síntomas de asma infantil.

Siempre consulta a tu médico para que haga el diagnóstico, especialmente en el caso de tus hijos, es mejor detectar a tiempo las alteraciones, que pueden ser controladas con medidas sencillas y naturales, que esperar a que se presenten crisis severas que puedan poner en peligro su vida.

El miedo procede de una falta de amor, conocimiento y esperanza, y la única curación es el conocimiento de la verdad, que lleva al despertar del amor. Con el conocimiento, puedes hacer todo lo necesario para cambiar las cosas. Perdona a todos aquellos que por ignorancia te han metido el miedo y libérate de eso; con tu amor y cuidado, fe y esperanza en Dios, es posible controlar el asma y tener una vida plena.

La vida es movimiento y hay que amarla tal como es. La salud, los éxitos, los fracasos, el amor, los amigos o los enemigos no son ni buena ni mala suerte. Lo sensato es cómo reaccionamos a lo que nos sucede, a lo que tenemos o dejamos de tener; la esperanza y la fe que ponemos es la manera en que recorremos nuestro camino. El asma es algo que nos sucede en dicho camino, lo que verdaderamente importa es cómo lo llevemos durante la vida, ya sea cuidando nuestro cuerpo o sin importarnos lo que hagamos con él; de eso depende que nuestro camino por la vida pueda ser más difícil o más sencillo.

Prevención

Los principales responsables del incremento de los casos de asma en los países desarrollados parecen ser, en gran medida, los factores ambientales, como la contaminación, la presencia de partículas químicas y biológicas suspendidas en el aire, etc. Por tanto, unas de las principales acciones para la prevención de los casos de asma sería el control de los contaminantes del ambiente, aunque parece que estamos hablando de un imposible, por lo que estaría en nuestras manos la manera de evitar exponernos a esos dañinos factores ambientales.

Las estrategias de prevención no deben estar enfocadas sólo a reducir la exposición de los asmáticos a los alergenos comunes (polen, moho, polvo, animales, etc.) y el riesgo de que estos desarrollen la enfermedad. La prevención debe estar enfocada a reducir la exposición de un niño, adolescente o adulto a los factores que permiten o facilitan el desarrollo de la enfermedad, como son los hábitos de alimentación, la exposición al humo del cigarro, a la contaminación ambiental producida por la combustión de derivados del petróleo, por ejemplo el de los vehículos y las fábricas, a las sustancias químicas presentes en agua, alimentos, tierra y aire, entre otros. Hay evidencias que muestran la relación del origen del asma con dietas altas en sodio y ácidos grasos, con la exposición a alergenos y con el humo del tabaco.

Ya que sabemos que otro tipo de alergias, como la rinitis alérgica, pueden desarrollar el asma, no es sorprendente que reducir la exposición a los ácaros del polvo, para controlar la rinitis misma, ayude a prevenir la aparición de asma. Para disminuir la presencia de ácaros en el ambiente doméstico se pueden utilizar algunos ascaricidas, pero lo más importante es realizar una limpieza a fondo y eliminar los lugares que permiten el desarrollo de estos alergenos, como las alfombras, tapetes y cortinas gruesas. Además, hay en el mercado diferentes cobertores de colchones, almohadas, edredones etc., de fibra no permeable a los ácaros, por lo que no les permite el contacto con las personas y, a la vez, permiten la transpiración.

Por otro lado, está demostrado que la exposición a mascotas durante la lactancia de los pacientes alérgicos puede aumentar el riesgo de desarrollar asma, así como el tabaquismo materno durante el embarazo y la exposición al tabaquismo pasivo, han demostrado aumentar el asma y otras enfermedades respiratorias crónicas durante la niñez. Por eso, es muy importante que los niños y personas alérgicas no se expongan al tabaquismo pasivo ni al contacto excesivo y continuo de mascotas o animales con pelo o plumas.

Para prevenir el desarrollo del asma desde la infancia es necesario seguir las siguientes medidas generales:

a) Alimentación materna al recién nacido en los primeros seis meses de vida.

b) Evitar incorporar alimentos alérgicos en el primer año de vida (huevo, chocolate, pescados, mariscos, fresas, duraznos, etcétera).

c) Control ambiental del recién nacido (humo de tabaco, químicos de limpieza doméstica, etcétera).

d) Evitar infecciones respiratorias virales continuas.

La alimentación es primordial en la prevención del desarrollo del asma, así como en el control para evitar las crisis en los que ya son asmáticos, por tanto es necesario evitar consumir grasas en exceso, productos de origen animal y en general alimentos considerados como alergénicos; procura mejor incluir muchas frutas y verduras para desintoxicar tu organismo y evitar que tu sistema de defensa se altere y funcione de manera incorrecta.

Obviamente es muy importante evitar el contacto con los alergenos más frecuentes, como son los ácaros que viven en el polvo doméstico y los pólenes de plantas, flores y árboles; también los hongos, el pelo, caspa y piel de animales (gato, perro, aves, etcétera). Evitar la exposición al frío, atender los catarros y las infecciones respiratorias por virus y controlar el estrés.

Tratamiento

Vamos a revisar los esquemas de tratamiento natural más eficaces y que han demostrado ser un apoyo para mejorar la calidad de vida de las personas asmáticas.

1. **Ejercicios de respiración**. La idea principal es llevar aire fresco hasta lo profundo de los pulmones, introduciéndolo por la nariz y sacándolo a través de la boca. Inhalar lo suficientemente profundo hasta que no pueda entrar ni una molécula más de aire. Es necesario seguir el siguiente esquema:

   - Todas las mañanas y todas las noches, realice 30 respiraciones profundas contando 10 segundos para inhalar y 10 segundos para exhalar (en los niños cinco segundos para cada fase de la respiración), haga una respiración normal entre cada respiración profunda para evitar el mareo. Esto le ayudará a iniciar el día con más energía y a dormir como nunca antes lo ha hecho.

2. **Actividad física.** Anteriormente, a una persona con asma se le prohibía hacer cualquier tipo de

ejercicio, sin embargo, ahora esto ha cambiado. Un ejercicio bien planeado puede beneficiar enormemente la salud de los asmáticos y reducir los riesgos de enfermedades. Es muy importante que, al hacer ejercicio, el paciente asmático esté vigilado por un médico, para indicarle lo que debe hacer en caso de un ataque de asma durante la actividad física, ya que un ejercicio vigoroso puede desencadenarlo si no se han tomado las precauciones debidas.

El programa de ejercicios para pacientes asmáticos se divide en:

- Manejo de la crisis
- Reeducación y fortalecimiento diafragmático
- Ejercicios de postura.

Manejo de la crisis

a) El paciente debe estar sentado con piernas cruzadas, manos con las palmas hacia arriba y cuerpo hacia delante; tomar aire por la nariz, luego sacarlo lentamente durante 10 segundos con los labios recogidos.

b) En igual posición; tomar el aire por la nariz y exhalarlo lentamente durante 10 segundos, mientras una persona ejerce presión hacia adentro con las manos a cada lado del tórax.

Reeducación y fortalecimiento diafragmático

El diafragma es el músculo más importante de la respiración y el más afectado en los pacientes con asma, por esta razón los siguientes ejercicios están dirigidos a mejorar su función:

a) Sentarse frente a una mesa y colocar un recipiente con agua y un popote. Tomar aire por la nariz y exhalarlo lentamente a través del popote durante 10 segundos haciendo burbujas; luego, volver a tomar aire por la nariz.

b) Paciente acostado boca arriba. Colocar un libro sobre el abdomen, tomar aire por la nariz y levantarlo; luego, bajarlo lentamente al sacar el aire con los labios recogidos, durante 10 segundos.

Ejercicios de postura

a) Durante la marcha, tomar aire por la nariz al dar un paso y sacarlo lentamente con los labios recogidos, mientras se dan tres pasos.

b) Posición: cuadrúpedo. Con la espalda recta, tomar aire por la nariz mientras baja el diafragma y luego sacar el aire lentamente, con los labios recogidos, durante 10 segundos, mientras se sube el diafragma.

Al mantenerse en forma, se mejora la respiración y se puede reducir la frecuencia y severidad de las crisis asmáticas.

- La natación es un deporte completo y ayuda a fortalecer los músculos de la respiración.
- Los ejercicios aeróbicos y la gimnasia ayudan a un buen desarrollo muscular.
- El ciclismo también ayuda a mantener un buen estado físico.
- Con un adecuado control de la enfermedad, puedes practicar el deporte que elijas.
- Consulta a tu médico sobre el tipo de ejercicio que deseas practicar.
- Evita realizar cualquier tipo de ejercicio si tienes gripa o resfriado.

- El clima es un factor importante. Los ejercicios en climas fríos pueden desencadenarte un ataque de asma, mientras que el clima cálido es mejor.

- La natación es una buena opción, porque hay más humedad en el ambiente.

- Procura realizar ejercicios de calentamiento antes de empezar cualquier rutina.

- Una caminata o practicar golf son también buenas opciones, ya que son deportes de bajo esfuerzo.

- Es muy importante que, siempre que realices cualquier tipo de ejercicio, lleves contigo el inhalador que te recomendó tu médico, para usarlo en caso de que se presente una crisis.

- Lleva un control de los ejercicios que te provoquen un ataque y la intensidad de éste, para que sepas qué tipo de ejercicio debes evitar.

- Camina una cuadra al día, aumentando semanalmente hasta lograr como mínimo 3 km o 30 cuadras diariamente; como distancia optima se deben caminar cinco km (50 cuadras) diariamente.

- Procura realizar la rutina de actividad física durante la mañana, pero cuando la temperatura ambiental ya haya subido para evitar que respires aire frío y, sobre todo, aléjate de la contaminación, de las avenidas muy transitadas y de las fábricas. Si eres alérgico a los pólenes, no realices tu rutina de ejercicio al aire libre, prefiere los lugares cerrados, como tu casa o algún gimnasio.

3. **Fitoterapia.** Dentro de la gran cantidad de plantas que podemos utilizar para tratar las afecciones del aparato respiratorio, encontramos las siguientes que tienen propiedades especiales para ayudar en el tratamiento del asma: hoja santa, tusilago, liquen, jazmín amarillo, capomo, lobelia, ortiga, regaliz, eucalipto, chilpanxochitl, cuautecomate.

A continuación revisaremos las características de algunas de ellas, sus indicaciones y contraindicaciones, efectos secundarios y dosis para que puedas utilizarlas y obtener sus beneficios; de cualquier forma, te recuerdo que es mejor consultar siempre cualquier tratamiento con tu médico.

a) Ginkgo *(Ginkgo biloba)*

- Partes utilizadas de la planta: hojas y semillas.

- El árbol de ginkgo es una de las especies de árboles más antiguas. Este puede llegar a vivir hasta mil años. Se ha utilizado en la medicina tradicional desde hace 5 mil años. Es considerado sagrado por los japoneses y chinos budistas debido a la creencia de que favorece la longevidad. Históricamente, la hoja se ha utilizado por sus "beneficios para el cerebro" y también ayuda a tratar síntomas de asma y resfríos.

- Indicaciones de uso: mejora la circulación, es antiinflamatorio, mejora las funciones de la memoria, es antioxidante, reduce los ataques de asma, es antialérgico.

- Contraindicaciones: hipersensibilidad a los componentes del ginkgo. Evite el uso en personas con antecedentes de accidentes vasculares cerebrales o aneurismas conocidos. Puede interferir con anticoagulantes. Debe evitarse su uso durante el embarazo y la lactancia. Evite el uso excesivo o prolongado de las semillas.

- Dosis: diaria. Suplemento alimenticio: menos de cinco g de hoja seca al día. Medicamento: 40 mg de extracto cada ocho horas.

b) Lobelia: (*Lobelia Inflata*)

- Conocida como hierba del asma o tabaco indio.
- Partes utilizadas de la planta: hojas y raíces.
- Es de la familia de las Campanuláceas. Proviene del norte de los Estados Unidos y Canadá. Es una de las plantas de jardín más llamativas por sus flores rojo escarlata, aunque también hay variedades con flores blancas; tiene hojas alternas y suele sobrepasar el metro de altura.
- Indicaciones: asma bronquial, bronquitis crónica obstructiva, parálisis respiratoria por envenenamientos, enfisema, edema pulmonar, bronconeumonía.
- Contraindicaciones: embarazo, lactancia, hipertensión.

- Observaciones: la lobelia compite con la nicotina, por lo que se llega a utilizar para la deshabituación tabáquica.
- Dosis: en ataques de asma, dos gr de hojas en una taza en infusión al día. **Es necesario no utilizar por su cuenta esta infusión, requiere consultarlo con su médico**.
- Toxicidad: por su grado de toxicidad debe usarse con cierta reserva. La primera manifestación de la sobredosis son los vómitos, ya que actúa sobre el centro del vomito, luego genera parálisis medular que puede llegar a ser letal.

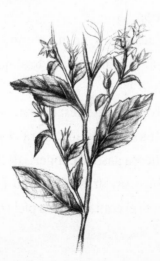

c) Ortiga: (*Urtica dioica*)

- Partes utilizadas de la planta: hojas.
- Es una planta vivaz de 50 a 120 centímetros de altura, tiene un tallo rojizo cubierto de espinas con una sustancia muy irritante, sus hojas son abundantes y en forma de corazón. De flores pequeñas que crecen en racimos colgantes con pétalos de color amarillo. Las hojas de la ortiga son muy ricas en minerales: hierro, sílice y potasio. Los indios americanos la usaban contra la diarrea y en Europa fue un remedio popular por su acción sobre enfermedades pulmonares y dificultades respiratorias.
- Indicaciones: ayudan a eliminar la mucosidad excesiva y a dilatar los bronquios en caso de asma.
- Contraindicaciones: embarazo y lactancia.
- Efectos secundarios: las raíces pueden irritar la mucosa gástrica. Ingerir de 20 a 30 semillas produce un drástico efecto purgante. Debe evitarse el contacto de la piel con las espinillas

de las hojas o del tallo, ya que producen una
irritación tipo urticaria.

- Observaciones: pueden incluirse en la comida
  con una cocción previa o pasadas por agua
  hirviendo para evitar la molestia de las
  espinillas que presentan las hojas.

- Dosis: Tomar la infusión hecha con 10 g de
  hojas en medio litro de agua, o una cucharada
  de jarabe de ortigas cada dos horas; el jarabe
  se prepara con un puñado de hojas de ortiga,
  un puñado de flores de sauco y una pizca de
  semillas de lechuga en un litro de agua hirviendo, agregar azúcar morena hasta obtener
  la consistencia del jarabe. Bolsitas: preparar
  una infusión con una cucharada por una taza.
  Colar y beber tres tazas por día.

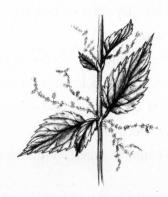

d) Regaliz (*Glycyrrhiza glabra*)

- Partes utilizadas de la planta: raíces.
- Esta planta desarrolla una raíz principal que puede alcanzar un palmo de profundidad; de ella brotan otras que se introducen en la tierra hasta uno o dos metros. Los tallos brotan en primavera y desaparecen en invierno, pueden llegar a medir un metro o más de altura, son rollizos y se endurecen rápidamente. La encontramos en Madrid, Toledo y Guadalajara.
- Indicaciones: pirosis, úlcera gastroduodenal, gastritis, espasmos gastrointestinales, dispepsias, meteorismo y gases, estreñimiento, bronquitis, asma y artritis reumatoide.
- Contraindicaciones: hipertensión, embarazo, diabetes, hepatitis colestática, cirrosis, hipopotasemia.
- Efectos secundarios: el uso prolongado puede provocar la aparición de edemas (hinchazón), pérdida de potasio, presión alta, trastornos del corazón. Estas alteraciones ceden al reducir o evitar la ingestión de sus preparados.

- Dosis: infusión con 50 g de raíz de regaliz en un litro de agua, dejar hervir por cinco minutos y tomar 500 ml por día. No deben superarse las cuatro-seis semanas de tratamiento. Para prevenir la posible pérdida de potasio, es recomendable seguir una dieta rica en este elemento (plátanos, kiwis, orejones de albaricoque).

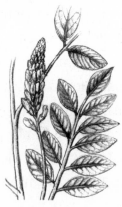

e) Ipecacuana del país (*Ionidium polygalaefolium*)
  - Partes utilizadas de la planta: raíz.
  - Es una planta herbácea de hojas opuestas, elípticas, enteras y provistas de grandes estípulas. Sus raíces son cilíndricas, de unos dos milímetros de espesor, flexibles, pardo-

amarillentas y rugosas, con estrangulamientos semianulares que ponen al descubierto el cilindro central de la madera. Esta hierba es de color amarillo vivo, inodora y sabor amiláceo al principio y acre después. Crece en el Distrito Federal y otros lugares del Valle de México.

- Indicaciones: asma, alergias, para inducir el vómito y contra la disentería amibiana.
- Contraindicaciones: embarazo y lactancia.
- Efectos secundarios: náusea y vómito temporal, dolor en la boca y pérdida de gusto, particularmente con la hoja y el tinte frescos.
- Dosis: cocer 10 g de raíz seca en polvo o de cinco a 10 centímetros de la raíz en un litro de agua. Tomar 250 ml al día por las noches.

f) Gordolobo (*Gnaphalium Sp.*)
- Partes utilizadas de la planta: hojas y flores.
- Planta herbácea bienal, de tallo grueso y tomentoso. Hojas basales pecioladas y las superiores abrazadas al tallo; ovadas, lan-

ceoladas, con bordes festoneados y cubiertas de una pelusa blanquecina. Las flores van en espigas altas, grandes, densas, de color amarillo. Florece desde mayo hasta octubre. El fruto es una cápsula ovoide. Tiene una altura variable, que puede alcanzar los dos metros.

- Indicaciones: rozaduras, heridas y dolor de articulaciones, quemaduras, reumas, bronquitis, asma e irritación de las vías digestivas.
- Contraindicaciones: no se conocen.
- Dosis: hervir 15 g de flores secas en un litro de agua, tomar tres o cuatro tazas durante el día (cada seis u ocho horas), una de ellas antes de acostarse. Colar bien para no causar molestias en la garganta y agregar una cucharada de miel.

g) Tomillo (*Thymus vulgaris*)
- Partes utilizadas de la planta: hojas y flores.
- Subarbusto pequeño de 40 centímetros, permanente, aunque la mejor época de

recolección es de mayo a octubre, originario de los países mediterráneos, es muy aromático y de olor característico, con un sabor muy apreciado en gastronomía. Las flores son rosadas o blancas y florecen en marzo. Los egipcios lo utilizaban mezclado para embalsamar a sus momias. En México, crece naturalmente en Veracruz, Oaxaca y Campeche.

- Indicaciones: catarro, gripe, rinitis, sinusitis, faringitis, tos irritativa, amigdalitis, bronquitis, asma, enfisema, conjuntivitis, otitis, dolores dentales, digestiones lentas, gastritis crónicas, meteorismo, espasmos gastrointestinales, parasitosis, colitis, inapetencia, convalecencia, cistitis, uretritis y pielonefritis, dolores reumáticos, contusiones, esguinces, dermatitis, infecciones cutáneas, hematomas, quemaduras, hongos en la piel, infecciones vaginales, alopecia.

- Efectos secundarios: la esencia puede ocasionar reacciones alérgicas; a dosis elevadas puede provocar fenómenos convulsivos, alteraciones del hígado y tirotoxicosis.

- Contraindicaciones: está contraindicado su uso durante el embarazo, la lactancia, en niños menores de seis años, en personas con gastritis, úlceras gastroduodenales, síndrome del intestino irritable, colitis ulcerosa, enfermedad de Crohn, enfermedades del hígado, epilepsia, síndrome de Parkinson, trastornos neurológicos y en personas con alergia conocida a éste u otros aceites esenciales.

- Dosis: inhalaciones, poner un buen puñado de tomillo en un recipiente de agua para inhalar el vapor por las noches durante 10 minutos. Para infusión, poner 25 g por litro de agua, hervir durante 10 minutos y tomar dos tazas al día, antes o después de las comidas. Extracto fluido: 30-40 gotas / tres veces al día. Tintura: 50-100 gotas/ una-tres veces al día. Aceite esencial: una-cinco gotas o 25-50 mg al día. Una cápsula tres veces al día, después de cada comida.

h) Zábila (*Aloe vulgaris*)

- Partes utilizadas de la planta: toda la penca.
- Cuando decimos áloe vera, significa verdad o verdadero, que antiguamente se utilizaba para calificar a todas las especies de óptimas propiedades medicinales. Son plantas que se adaptan a los ambientes secos, tienen hojas grandes de color verde grisáceo o azulado, algunas veces con manchas o puntos duros, son carnosas, sin fibra, aunque hay algunas finas y duras, tienen forma triangular, puntiaguda o crece en rosetas compactas. Las propiedades medicinales del áloe han logrado una aceptación generalizada, en particular en el uso casero.
- Indicaciones: afecciones pulmonares, como tuberculosis, tos, resfriados, bronquitis y asma; regulariza la menstruación, actúa contra úlceras de riñones y de la vejiga, desinflama los ojos, ayuda en los malestares intestinales, favorece la digestión, combate el estreñimiento, es purgante, alivia las contu-

siones, la erisipela y ayuda a madurar los tumores.

- Contraindicaciones: no hay.
- Dosis: hervir algunas hojas de áloe en una olla con agua y aspirar el vapor. Actualmente es mucho más práctico poner un poco de jugo estabilizado de áloe en el atomizador con la ventaja de que se puede respirar el vapor en frío, debido a que muchos asmáticos no pueden respirar cómodamente el vapor caliente.

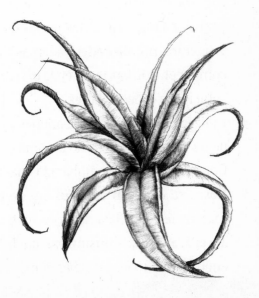

i) Verbasco (*Verbascum densiflorum*)

- Partes utilizadas de la planta: hojas.
- Planta herbácea bianual, leñosa, de tallo erguido de hasta dos metros de altura, portador de hojas vellosas alargadas alternas. En su primer año forma un gran rosetón de hojas. Las flores amarillas, de gran tamaño, forman la espiga terminal. Se recogen las flores con tiempo soleado a medida que se van abriendo y se ponen a secar a la sombra, adquiriendo entonces un color amarillo claro y un olor a miel. Tiene un efecto expectorante y ligeramente diurético, además de ser un componente importante en la preparación de soluciones expectorantes.
- Indicaciones: combate sabañones y enfermedades respiratorias como el asma.
- Contraindicaciones: embarazo y lactancia.
- Dosis: se emplean en infusión, decocción o maceración en frío, a razón de 1.5 g al día, se agrega ajo a la infusión, se cuela, filtra y endulza con miel. Se deben tomar tres tazas

muy calientes al día, una en ayunas y la otra al acostarse.

4. **Jugoterapia.** Tomar una taza diaria de jugo de hojas de plátano, cortando la raíz y todo; se exprime el jugo y se agrega una cucharadita de miel de abeja y leche de coco.

5. **Terapia dietética y nutricional.** La alimentación debe ser vegetariana, acentuando el consumo de frutas y verduras crudas. El estreñimiento debe combatirse a través del consumo de pan de salvado y dietas de desintoxicación intestinal y orgánica para eliminar sedimentos e impurezas.

a) Frutas y verduras para fortalecer los pulmones. La dieta de los países orientales, a diferencia de los países occidentales, suele ser mucho más rica en frutas y verduras. Está comprobado que este hábito alimenticio le confiere al oriental ser más sano en general y más resistente a ciertas enfermedades, entre ellas el asma, el cual se presenta tres veces menos frecuentemente en niños orientales que en los que habitan en las grandes ciudades occidentales, incluyendo a las ciudades más importantes de México. La razón es que estos alimentos son capaces de mejorar la función del sistema inmunológico de los pequeños.

Sabemos que múltiples vitaminas y fito-químicos encontrados en las frutas y verduras actúan como antioxidantes, reduciendo el estrés al que se someten las vías respiratorias cuando el sistema inmune reacciona contra una bacteria o virus.

Dosis: para encontrar beneficios en el consumo de estos alimentos, es necesario consumir dos porciones de vegetales por día y tres porciones de fruta. Una porción es equivalente a una cucharada de verduras por cada año de edad (niños de uno a seis años). Para los más grandes, una porción es una taza.

Acompaña las comidas con dos verduras diferentes y permite que tu hijo seleccione la que más le guste. No exageres en ponerle aderezos, con unas gotitas de aceite de oliva o limón es suficiente.

b) Incluye alimentos que tengan calcio y magnesio en tus dietas. El calcio y el magnesio juegan un papel fundamental en los asmáticos, favoreciendo la actividad pulmonar y el flujo de aire. Para que sea un beneficio, el pequeño de entre uno y tres años necesita 500 mg de calcio y 80 de magnesio. Si su edad oscila entre los cuatro y ocho años, los niveles de calcio por día aumentan a 800 mg y los de magnesio a 130. Es importante que tu hijo obtenga sus requerimientos diarios de alimentos y no de suplementos vitamínicos, siempre lo natural es lo mejor. Te recomiendo incluir en su dieta diaria yogur y queso, de preferencia bajos en grasa, si tu hijo tiene más de dos años, así como cereales, verduras verdes y pescado (si no es alérgico a él). Los alimentos que contienen estos minerales en mayor cantidad son: soya, alga marina (los orientales la incluyen mucho en su dieta), rabanitos, perejil, berros, coliflor, lenteja, aceituna, habas, tortillas, almendras, cerezas, higos secos, avellana, leche y sus derivados (por favor evita la leche entera y los lácteos grasosos, adelante verás por qué).

c) Disminuir la grasa de los alimentos favorece la respiración. Entre los ingredientes de la mayor parte de las comidas procesadas es posible encontrar aceite parcialmente hidrogenado. Este tipo de aceite comienza siendo polinsaturado con alto contenido de ácidos grasos, el problema es que, durante el proceso digestivo, nuestro organismo cambia la composición del aceite, convirtiéndolo en un ácido graso de gran beneficio para la salud: el omega-3 (que ayuda a controlar el colesterol); sin embargo, durante esta transformación, dentro de nuestro organismo se producen algunos químicos inflamatorios, generando así reacciones alérgicas y ataques de asma.

No es recomendable eliminar estos aceites por completo de la dieta, porque también cumplen con funciones importantes dentro de nuestro organismo, pero lo mejor es disminuir su consumo. Entre lo que debes evitar que coma tu hijo, o tú si eres asmática (o simplemente por salud aunque no lo seas), se encuentran las comidas rápidas, dulces horneados y comida chatarra aceitosa, como las papitas fritas o frituras de harina.

d) Recomendaciones dietéticas generales:

- Interrumpe o elimina los productos lácteos con grasa entera, ya que aumentan la secreción de mucosidad en los pulmones y son uno de los alimentos principales que desencadenan las alergias alimenticias.

- Evita los alimentos preparados, los azúcares refinados y los alimentos procesados que tienen conservadores o aditivos artificiales.

- Lleva un control de tu dieta para que encuentres relación con los alimentos que coinciden con tus crisis asmáticas y, obviamente, elimínalos de tu dieta.

- Tu dieta debe ser rica en frutas frescas, verduras y cereales integrales.

- Disminuye la cantidad de sal con la que cocinas los alimentos y evita ponerla en la mesa.

- Una dieta vegetariana estricta elimina el ácido araquidónico (se encuentra en los productos animales) que contribuye a generar las reacciones alérgicas.

- En mi práctica profesional encontré que cerca del 95% de los pacientes con asma que cambia a una dieta vegetariana, mejora significativamente después de un año.

- Es muy importante tomar una gran cantidad de agua (mas de tres litros en el adulto por día y más de litro y medio en el niño por día), ya que ayuda a eliminar toxinas de tu organismo y mantiene húmedas tus vías respiratorias.

- Incluye en tus dietas ajo y cebolla, pues contienen quercetina que inhibe de manera natural la liberación de histamina, controlando las reacciones alérgicas.

- Indudablemente es necesario incluir alimentos que contengan las vitaminas A, C y E, además del complejo B, especialmente B6 y B12, así como algunos minerales como el selenio, el calcio y el magnesio (como ya lo vimos anteriormente). Si es necesario, se puede incluir algún suplemento alimenticio que los contenga.

6. **Terapias naturales de apoyo**. Los ataques asmáticos se pueden prevenir con:
   - Frotamientos fríos diarios.
   - Baños irregulares de vapor.
   - Baños de sol.
   - Gimnasia de respiración (punto número 1).
   - Mantener las ventanas abiertas al dormir (si no hace frío).
   - En temporada de frío, son eficaces los baños de pies con agua caliente.
   - La alimentación debe ser vegetariana, acentuando el consumo de frutas y verduras crudas.
   - La hidroterapia, en la que son recomendables los baños fríos para abrir las vías respiratorias estrechadas.

- Métodos de relajación para el control del estrés, uno de los factores que disparan las crisis.
- Meditación.
- Hipnoterapia.
- Yoga.
- La acupuntura, la acupresión, la reflexología y la moxibustión, para lo cual hay que acudir con algún especialista en este tipo de medicina oriental.
- La aromaterapia, en la que puedes utilizar fragancias de eucalipto, lavanda, romero y manzanilla.

Urticaria

❄

*L*a urticaria es una de las formas de alergia que se presenta con mayor frecuencia. Consiste en la aparición de ronchas y placas que causan comezón, normalmente como consecuencia de una reacción alérgica producida al comer determinados alimentos o tomar ciertos medicamentos. Las lesiones, generalmente, duran poco tiempo en el mismo lugar; a la vez que aparecen en una zona de la piel, desaparecen de otra.

La urticaria ocurre cuando se liberan algunos agentes químicos naturales de defensa presentes en el cuerpo. Uno de estos agentes es la histamina. Esta liberación del agente químico forma las ronchas en la piel.

No siempre se conoce la causa de la liberación de los agentes por parte de las células. A veces es una reacción alérgica por algún producto químico presente en los alimentos, por ciertos medicamentos o por otros factores.

La urticaria de origen alérgico sólo representa aproximadamente el 25% de los casos de urticaria. La urticaria es llamada alérgica cuando pone en juego los mecanismos inmunológicos que pueden ser de dos tipos:

1. Una hipersensibilidad inmediata que depende de la inmunoglobulina E, por elementos extraños que se ponen en contacto con la piel y generan una reacción rápida.

2. Una hipersensibilidad que responde a la activación de células de defensa circulantes en el torrente sanguíneo. Estas urticarias alérgicas pueden ser de origen medicamentoso, alimenticio, infeccioso o asociados a alergenos que entran por las vías respiratorias, como los pólenes, la caspa o el pelo de animales, entre otros.

La urticaria se caracteriza por la presencia de lesiones inflamatorias, como ronchas, hinchazones y enrojecimientos, que tienen la particularidad de reaparecer y desaparecer solos, inclusive cambiando de sitio de localización.

Dependiendo del tipo de urticaria, alérgica o no alérgica, hay dos tipos principales: agudo y crónico.

La urticaria aguda, que habitualmente se debe a una causa en particular, puede durar desde algunos minutos hasta semanas. Si no se identifica la causa, la urticaria se puede volver a presentar hasta saber qué es lo que la produce y evitar el contacto o armar un esquema de control para ir disminuyendo la reacción.

La urticaria crónica dura más de cuatro semanas. Casi siempre es muy difícil encontrar la causa. La erupción puede desaparecer espontáneamente en forma gradual, pero puede continuar apareciendo de vez en cuando.

Cuando la reacción se limita a pequeñas zonas de la piel se denomina urticaria, pero cuando afecta áreas mayores, como toda una extremidad, recibe el nombre de angioedema.

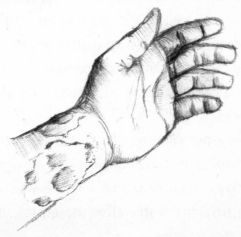

Esta enfermedad puede tener diferentes formas de manifestarse, desde una simple lesión hasta ocupar toda la superficie corporal y a veces acompañarse de dolor de cabeza, estreñimiento, náuseas o vómito. Produce comezón intensa, la cual aumenta con el mismo rascado; esporádicamente la enfermedad puede comprometer sitios diferentes de la piel, lo que ocasiona rinitis, asma o dolor abdominal; en las formas graves puede provocar inflamación severa en la laringe, lo que ocasiona una situación crítica que amerita tratamiento en urgencias.

Sus causas

La urticaria se genera cuando ciertas células del sistema de defensa liberan histamina y otras sustancias químicas en la sangre y la piel. El sistema inmune actúa de esa manera como reacción a ciertas sustancias extrañas, por ejemplo algunos medicamentos o comida.

Entre dichas sustancias que actúan como alergenos encontramos:

1. **Alergenos comunes:** las sustancias que pueden provocar urticaria y angioedema son el polen, el pelo y la caspa de animales, el látex y los piquetes de insectos, entre ellos mosquitos, moscas, avispas y abejas.

2. **Alimentos:** una gran cantidad de alimentos puede provocar reacciones alérgicas, pero los que se han identificado como los más culpables son: frutas secas (como cacahuates, nueces y nueces de Brasil), frambuesas, huevos, leche y derivados lácteos, chocolates, carne de cerdo, tomates, colorantes, levaduras, mariscos, moluscos y pescado, además de los aditivos, es decir, las sustancias con conservadores alimentarios.

3. **Medicamentos:** cualquier medicamento es capaz de provocar urticaria, realmente depende de la susceptibilidad del paciente, pero los medicamentos más comunes incluyen la penicilina, los antibióticos que contienen sulfas, la aspirina, el ibuprofeno, los inhibidores de la enzima convertidora de la angiotensina y los analgésicos opiáceos, además de la vacuna de la gripe y el toxoide tetánico.

4. **Infecciones:** las bacterias son la causa infecciosa más importante, especialmente en las formas crónicas de la urticaria. El estreptococo y el estafilococo son los más comunes, pero cualquier bacteria puede estar involucrada. No solamente

las bacterias se relacionan con esta enfermedad pues, en ocasiones, el herpes simple o los hongos como los del pie pueden desencadenar la misma respuesta.

5. **Otros factores:** Las causas agregadas en la aparición de reacciones alérgicas en piel son la contaminación, la utilización de productos de belleza que incluyen químicos y que se aplican en la piel, el calor y las radiaciones de la luz solar, el frío, el agua con químicos agrega-dos como el cloro, la presión en la piel, ciertos tejidos naturales o sintéticos de la ropa, el estrés emocional y el ejercicio. También hay un tipo de urticaria que aparece cuando la piel se rasca o se frota firmemente con algún material (dermo-grafismo).

Es probable que la urticaria alérgica aparezca como respuesta a transfusiones sanguíneas, trastornos del sistema inmune, como el lupus eritematoso, ciertas alteraciones de la tiroides e infecciones, como la hepatitis A o B, el cáncer o incluso una gripe.

Factores de riesgo

Es común un mayor riesgo de tener urticaria o angioedema si:

- Ha padecido urticaria o angioedema anteriormente.

- Padece otro tipo de enfermedades de origen
  alérgico.

- Usar anteriormente algún medicamento, incluso
  sin haber presentado algún tipo de reacción; las
  alergias a los medicamentos por lo general no
  ocurren en la primera ocasión en que se usan.

- Algún familiar padece o presentó en alguna
  ocasión urticaria o angioedema.

Signos y síntomas de la urticaria

La piel presenta zonas rojas, hinchadas y con comezón,
conocidas como ronchas. Estas ronchas cambian rápidamente de tamaño, forma y lugar. Las manchas suelen
crecer y desaparecer en menos de un día, pero pueden ser
sustituidas por otras en distintas localizaciones.

Por lo regular, la urticaria desaparece en cuestión
de minutos pero puede continuar apareciendo y desapare-
ciendo durante horas, días, meses y algunas veces hasta

años. La urticaria no se contagia de una persona a otra. El angioedema se caracteriza por una afección más difusa.

Si la persona tiene suerte, las reacciones serán leves; si no, los síntomas pueden ser tan graves como para alterar el sueño y desencadenar asma. Algunas personas tienen peores reacciones que otras y si además padecen asma, pueden jadear o sufrir falta de aire.

El diagnóstico se basa esencialmente en la apariencia de la piel y se confirma con los antecedentes de reacción a un alergeno. En algunos casos, se pueden realizar pruebas alérgicas en la piel o estudios de sangre.

Entonces lo más común es que encontremos:

- Mucha comezón.
- Inflamación de la superficie de la piel con ronchas de color similar al de la piel o rojizo, con bordes claramente definidos.
- Las ronchas aparecen de manera repentina.
- Pueden desaparecer rápidamente.
- Es común que desaparezcan y aparezcan en otro sitio.
- Las ronchas se ponen blancas al presionarlas.
- Las ronchas se pueden unir y formar áreas grandes, planas y elevadas.

- Las ronchas cambian de forma, desaparecen y reaparecen en minutos u horas.
- Las ronchas por lo general aparecen en las áreas donde la ropa roza al cuerpo.

Los signos y síntomas del angioedema incluyen:

- Ronchas grandes o inflamación de la piel, en especial cerca de ojos y labios, pero también en manos, pies y dentro de la garganta.

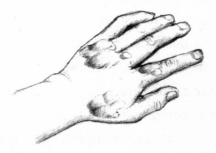

Tratamiento

La terapia primordialmente se enfoca en determinar qué sustancia es la que está provocando la reacción alérgica, para minimizar o eliminar el contacto con ella y así evitar sus efectos.

Es muy importante que trates de identificar la causa de la urticaria o revisar qué tipo de alimento o medicamento consumiste ese día. Observa en qué parte del cuerpo aparece, en cuánto tiempo desaparece o no desaparece y si hay más brotes en otras partes del cuerpo. Procura no rascarte; si tienes mucha comezón puedes aplicar fomentos de agua fría en la zona.

No olvides que la prevención y detección a tiempo pueden ayudarte a vivir mejor. Si la urticaria es muy molesta y presentas cualquier otro malestar físico, es muy importante que visites a tu médico para evaluar las causas y para que te dé sus indicaciones.

Si padeces de urticaria o angioedema leve, estos pasos pueden ayudarte a disminuir los síntomas:

- Evitar irritar las áreas afectadas.
- Tomar duchas frescas.
- Aplicar compresas frías.
- Utilizar ropa suelta y ligera.
- No realizar actividad física agitada, la cual puede liberar más irritantes en la piel.

Para calmar la comezón, te recomiendo lo siguiente:

- Agua de salvado muy caliente.
- Agua fría con un poco de vinagre de manzana.
- Una infusión de manzanilla (10 florecillas por un litro de agua).

- En seguida, espolvorea en la región afectada de tu cuerpo polvos de soya, fécula de maíz o papa.

Si el origen de tu urticaria es la exposición a las bajas temperaturas, para que vayas poco a poco elevando tu tolerancia al frío, es recomendable que tomes dos baños de agua fría por semana, de tres minutos cada uno.

1. **Herbolaria.** Los siguientes remedios herbolarios te van a ayudar a aliviar la comezón, el enrojecimiento y las ronchas de la piel asociadas a la urticaria.

Infusiones depurativas
- Diente de León *(Taraxacum officinale)*. Se toma en infusión hecho de las raíces u hojas secas, te recomiendo probar las hojas crudas en ensalada.
- Fumaria (*Fumaria officinales L.*). Toma la infusión de las flores. Una cucharada de flores por taza.
- Sauco (*Sambucus nigra L.*) También debes tomar la infusión de las flores. Una cucharada de flores por taza. Los frutos pueden consumirse en mermeladas.

- Perejil (*Petroselinum hortense*). Cocción de 50 g de raíz por litro de agua. Una taza al día en pequeñas dosis.
- Malva, salvia, violeta, ortiga y bardana. Mezclar la malva, la salvia, la violeta, la ortiga y la bardana, luego agregar dos cucharadas de la mezcla en un litro de agua fría, dejar reposar durante dos horas y poner a hervir. Después, dejar reposar por 10 minutos, colar y tomar un litro diario, dividido en cuatro tomas de 250 ml.

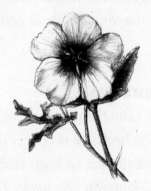

- Agua de azahar. Frotarse con agua de azahar en la zona afectada.
- Ortiga. Preparar una infusión con un puñado de ortiga en un litro de agua y tomar una taza todos los días antes del desayuno.

Las siguientes plantas te van a ayudar a controlar las molestias de la urticaria, utilizándolas como cataplasmas: barbasco, malva, ortiga y achicoria.

a) Barbasco: (*Dioscorea Mexicana*)
   • Partes utilizadas de la planta: hojas y raíz.
   • Esta planta pertenece a la familia de las discoráceas (también es llamada cabeza de negro), crece en lugares tropicales de manera silvestre, aunque ahora es cultivada. Es una hierba trepadora que posee una raíz conexa, revestida de placas poligonales, leñosas y duras. Le crece un tallo trepador provisto de espinas encorvadas; sus hojas son cordiformes, de color pajizo, con fruto encapsulado con semillas aladas.
   • Indicaciones: artritis, fiebre reumática, erupciones de la piel, urticaria, tiña, diarreas, retención de orina, cálculos, dolores de muela, indigestiones, enfermedades del hígado y de los riñones.
   • Contraindicaciones: embarazo y lactancia.

- Dosis: machacar el barbasco y aplicarlo como cataplasma sobre las partes afectadas, cada ocho horas.

b) Malva (*Malva sylvestris L.*)

- Partes utilizadas de la planta: hojas y flores.
- Es una hierba de 1.5 a dos metros de alto que presenta flores de color amarillo. Propia de climas tropicales y subtropicales, esta planta se desarrolla en suelos arcillosos o arenosos, junto a los caminos, baldíos y pastos secos. Se propaga por semillas y es preferible sembrarla en temporadas de lluvia. Ablanda granos o forúnculos, llagas, úlceras o cualquier tipo de lesión en la piel.
- Indicaciones: Estreñimiento, gastroenteritis, catarros, faringitis, bronquitis, tos seca o irritativa, asma, gripe, cistitis, obesidad, estomatitis, glositis, aftas bucales, vaginitis, conjuntivitis, heridas, abscesos, urticaria, picaduras de insectos.
- Contraindicaciones: no hay referencias.
- Dosis: utilizar un manojo de hojas y raíces frescas, ponerlas a hervir hasta ablandarlas

ligeramente, ponerlas sobre una tela y machacarlas hasta obtener el jugo de la malva, luego aplicar todo junto sobre la zona afectada por 15 minutos. Se puede hacer cada cuatro horas hasta mejorar.

c) Ortiga: (*Urtica dioica*)

- Partes utilizadas de la planta: hojas.
- Dosis: hervir 100 g de ortiga en un litro de agua durante 30 minutos y dejarlo reposar. Aplicarlo con compresas en la zona afectada.

d) Achicoria (*Chichorium intybus*)

- Partes utilizadas de la planta: hojas y raíz.
- Llega a medir un metro de altura hasta que sus hojas y ramas se recolectan. Sus flores son grandes, azuladas y blanquecinas. Se halla en los bordes de los caminos y en las montañas de nuestro territorio; la raíz que se recoge en otoño, se corta longitudinalmente y se seca al sol.
- Indicaciones: es digestiva, aperitiva, tónica, depurativa de la sangre, combate erupciones de la piel, hemorroides, ictericia, hipocondría,

reumatismo y artritis. Activa la función biliar, purifica el estomago y los riñones.

- Contraindicaciones: prácticamente no tiene contraindicaciones, pero debe ser consumida con prudencia en los casos de úlcera gástrica o de intestinos irritables.

- Dosis: cataplasma de hojas frescas sobre la zona afectada.

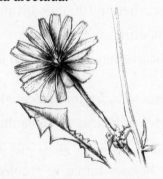

2. **Jugoterapia.** Uno de los frutos recomendados para el tratamiento de la urticaria es el limón.

- El limón pertenece a la familia de los *citrus*. El limón no acidifica el estómago, es un reconstructor de tejidos por su acidez cicatrizante. Tomando por lo menos el jugo de un limón por las mañanas, quita el mal gusto de la boca y la pastosidad. Aclara la voz y quita las afecciones de la garganta. El limón es sedante, disminuye la presión y regulariza el funcionamiento del corazón. El limón neutraliza los residuos tóxicos de la sangre. La sangre es precisamente la que necesita purificarse.

Este fruto pequeño contiene muchísimas propiedades medicinales, probadas a lo largo del tiempo.

a) Depurativo: es un poderoso depurativo que fortifica la sangre en corto tiempo si se sigue una dieta racional. Como su acción es benéfica para todos los órganos del cuerpo, estos trabajan con el máximo de rendimiento y perfección, de donde proviene el equilibrio general.

b) Desinflamante: su poder desinflamante cura y evita las inflamaciones de la piel. Se aplica para aliviar la urticaria.

c) Dosis: el jugo del limón debe beberse mezclado en abundante agua y con el estómago vacío. Nunca debe combinarse con alimentos que exigen una digestión alcalina, como cereales, pan, mantequilla, verduras y proteínas animales.

Un medio excelente para tomar el jugo de limón es exprimiéndolo dentro de una naranja y absorber ambos jugos. El sabor de la naranja disimula el ácido del limón.

El jugo de limón tomado en abundancia, con agua, en ensaladas o con jugo de naranja, ocasiona efectos altamente beneficiosos para el ser humano.

La cantidad de limón que debe tomarse depende de la enfermedad que se padezca y de lo que determine en cada caso su médico.

Cura de cinco días para casos leves: día 1: 2 limones, día 2: 4 limones, día 3: 6 limones, día 4: 4 limones, día 5: 2 limones.

Al cabo de estos días se hará un descanso del mismo número de días, después es necesario repetir el proceso.

Cura de 10 días para casos graves: día 1: 3 limones, día 2: 6 limones, día 3: 9 limones, día 4: 12 limones, día 5: 15 limones, día 6: 15 limones, día 7: 12 limones, día 8: 9 limones, día 9: 6 limones, día 10: 3 limones.

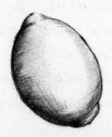

Alergia alimenticia

❄

A menudo ocurre la intolerancia a algunos alimentos, entre ellos la leche, el huevo, los pescados y mariscos, el tomate y algunas frutas secas o cereales que pueden ocasionar reacciones alérgicas en el aparato digestivo.

Se habla de alergia a los alimentos cuando se produce una reacción del sistema de defensa contra un alimento en particular. Este tipo de alergia es común en niños, jóvenes y personas que padecen otro tipo de alergias, como la rinitis alérgica y la urticaria. Los síntomas pueden ir desde una sensación de picor en la boca hasta erupciones de pequeños milímetros, o varios centímetros, de coloración blanca o rojiza; vómitos o, en casos extremos, reacciones generalizadas, incluso fatales.

En ocasiones, los síntomas pueden aparecer a los pocos minutos de la ingestión del alimento causante, aunque a veces se demoran y pueden pasar varias comidas antes de aparecer algún síntoma; en este caso, es difícil identificar el alimento que provoca la reacción. Los síntomas pueden aparecer horas, e incluso un par de días después de haber comido el alimento alergénico. Estas reacciones suelen ser pasajeras, o bien, constituirse en los primeros síntomas de una reacción más seria con vómitos, náuseas, diarrea y dolor abdominal, dolor de cabeza, dolores articulares, llanto irreprimible o irritabilidad.

La mayoría de las reacciones por alergia a los alimentos en su primera etapa es suave y, a veces, parece no tener relación en tiempo con la comida que la produjo. Las manifestaciones más fuertes de la reacción alérgica a algún alimento pueden ser el resultado de meses o años de daños acumulados, causados por la alergia a los alimentos en sus etapas iniciales.

De manera general, los alergenos que provocan reacciones alérgicas, y esto incluye a casi todos los alergenos alimentarios, no se muestran con evidentes o inmediatos síntomas, esto significa que podemos pasar meses o incluso años comiéndolos sin darnos cuenta de la reacción que puede estarse gestando en nuestro organismo al consumirlo más adelante.

Encontramos un círculo vicioso en las alergias a los alimentos, en el que una dieta inadecuada –incluyendo el comer alimentos alergénicos que no hemos identificado, el exceso en el consumo de alcohol, aceites y grasas saturadas y sobre-procesadas–, ocasiona problemas digestivos profundos. Esto trae consigo una mala absorción de nutrientes, la absorción masiva de moléculas muy grandes de alimento sin digerir en la corriente sanguínea y, por tanto, una reacción de las células de defensa ante los invasores.

Mientras más tiempo comamos los alimentos alergénicos, el daño se hará progresivo, nuestro sistema poco a poco comenzará a reaccionar contra más y más alimentos, incluyendo alimentos no alergénicos, los cuales entraron a nuestro organismo junto con los alergénicos, esto es, alimentos comidos con café o alcohol, azúcar refinada, leche, huevo, etc. Al final, se absorbe muy poco nutrimento y mucho tóxico y alergeno.

Ciertos alimentos cotidianos son una fuente de enfermedad para los niños con alergia a los alimentos, pues encontramos que la leche, los huevos, el pescado y otros alimentos habituales y necesarios en la dieta infantil, provocan en algunos niños reacciones alérgicas desmesuradas. El tratamiento debe evitar el agente que causa la alergia, pero además tiene que desintoxicar el organismo de esos alergenos y algunas otras sustancias.

La alergia a los alimentos no es rara, tanto en niños como en adultos. Son reacciones comunes y frecuentes ante una dieta cada vez más pobre nutricionalmente, una vida con estrés que día a día está en aumento, un ambiente y alimentación cada vez más llenos de químicos y predisposiciones hereditarias.

Los efectos de la alergia a los alimentos no se limitan a las vías respiratorias, la piel y el tracto digestivo, aunque estos últimos son los que comúnmente padecen los síntomas; los alergenos alimenticios, una vez que llegan a la corriente sanguínea, viajan a través del cuerpo y sus efectos aparecen en cualquier lugar al que llegue la sangre, lo que quiere decir que se propagan por todo el cuerpo, produciendo una amplia variedad de síntomas físicos y hasta mentales.

Cuando por cualquier razón las reacciones alérgicas comienzan a manifestarse, los síntomas pueden ser muy variados e insospechados. La manifestación de la alergia indica que el equilibrio de nuestro organismo se ha perdido. La mayoría de la gente que tiene reacciones alérgicas a los alimentos es incapaz de digerir y absorber lo que está comiendo, recuerden el círculo vicioso que les describí; como consecuencia, se transformarán poco a poco en personas mal alimentadas. Mientras pase el tiempo y las alergias permanezcan sin diagnosticar y, por tanto, las causas sin tratar, el sistema de defensa comenzará a deteriorarse de tanto luchar contra sustancias alérgicas, tóxicas y alimentos mal digeridos; como consecuencia, el mismo sistema de defensa debilitado perjudicará la digestión, el organismo entero se debilitará debido a la falta de nutrición apropiada y, por tanto, no podrá defenderse por sí mismo.

Sus causas

Antes de tener una reacción alérgica a los alimentos, una persona sensible debe haber estado expuesta al alimento por lo menos una vez anteriormente. Los síntomas alérgicos pueden presentarse a partir de la segunda vez que la persona come el alimento.

La alergia a las proteínas de la leche de vaca es la alergia alimentaría mas frecuente en los primeros años de vida; se manifiesta sobre todo con vómitos y diarreas, aunque puede producir urticaria. La proteínas de la leche de vaca pueden llegar al recién nacido a través de la leche materna; si la madre la consume, la manifestación alérgica en el niño se presentará cuando éste tome su primer biberón de leche de vaca, porque hasta ese momento sólo se había sensibilizado a las proteínas vacunas mediante la leche materna.

Después de la leche, los huevos, el pescado y algunas frutas alergénicas son, en ese orden, los alimentos de más riesgo. Las respuestas alérgicas a estos alimentos aparecen a medida que se van introduciendo en la dieta del pequeño, aunque no siempre se presentan desde la primera vez que los ingiere. Cuando se comprueba que el niño o cualquier persona es alérgica a alguno de estos alimentos, la única opción es retirarlo de su dieta y no siempre es necesario sustituir el alimento, ya que una dieta bien diseñada sin los alimentos que le producen esta reacción, generalmente es más que suficiente.

Ya conoces lo que sucede con el sistema inmunológico para que se genere la posibilidad de desarrollar reacciones alérgicas, ya sea por influencia genética, por los factores presentes en la forma de vida del pequeño o de sus padres, como la contaminación del aire, el agua, los mismos alimentos y la exposición al alergeno pero, en el caso de las alergias por alimentos, también depende de la permeabilidad gastrointestinal que permite la penetración del alergeno. Se piensa que es mayor en la infancia y disminuye con la maduración intestinal.

Los alimentos que más comúnmente causan alergia son: leche de vaca y productos lácteos, huevos, maní, nueces, mariscos (especialmente moluscos), trigo y maíz, soya, arvejas, frijoles, tomates, especias, fruta fresca, cítricos, fresas, melón, colorantes y aditivos químicos para alimentos.

Signos y síntomas

Cada persona tiene sus puntos fuertes y débiles y, por tanto, hay enfermedades a las que es resistente y otras a las que es especialmente susceptible. Las personas alérgicas al huevo pueden reaccionar de formas diferentes e individualizadas. En una persona puede causar dolor de cabeza, en otra diarrea, en otra urticaria y llanto, en una cuarta, tos o quizá hinchazón en las manos.

Los síntomas pueden ser desde leves hasta graves, que es cuando amenazan la vida del paciente, porque desarrollan problemas respiratorios severos que pueden llevar incluso a la muerte, por esto te sugiero llevar de inmediato al médico a quien sufra este tipo de reacciones, porque empeoran rápidamente.

Muchos de los síntomas de alergia a los alimentos son molestias que sentimos comúnmente pero que toleramos sin darle importancia. Es muy frecuente que los achaquemos a otros problemas como el estrés, el sueño, etc., y que no los relacionemos con alergia a los alimentos, por tanto, es muy probable que los ignoremos hasta que se vuelven más fuertes o molestos, cuando nos pueden llevar a problemas de salud mucho más serios.

Un signo común de alergia a los alimentos es la retención de agua o edema (hinchazón), ya que una de las formas en que el cuerpo puede disminuir la irritación producida por los alergenos es reteniendo mucha agua para así poder disolverlos. Hincharse después de comer, así como la sed excesiva es una manifestación normal de alergias alimenticias.

Al retener esta agua en el cuerpo, se pierde el control de nuestro peso y, por tanto, éste se eleva; como el cuerpo no puede deshacerse de esa agua mientras está defendiéndose de los alimentos a los que somos alérgicos, será muy difícil controlar nuestro peso hasta que dejemos de comer aquello que nos produce alergia.

Estos son los síntomas que se pueden presentar al reaccionar de manera alérgica a los alimentos (puede ser que se presenten uno o varios de ellos al mismo tiempo y en las diferentes zonas del cuerpo):

1. **Cabeza**: dolores de cabeza en la zona de los ojos, frente y sienes; migrañas; desmayos; vértigos o mareos; sensación de pesadez de cabeza; sueño excesivo, especialmente después de comer; insomnio; pérdida del sueño, generalmente en la madrugada (normalmente entre la una y las cuatro de la mañana); ojeras; ojos llorosos y visión borrosa.

2. **Oídos, nariz y garganta**: zumbido de oídos, dolor de oídos, oídos tapados, pérdida de audición, infecciones recurrentes del oído; escurrimiento de moco (generalmente transparente), congestión nasal, sinusitis crónica, picor de nariz, exceso de moco y flemas en nariz y garganta, dolor de garganta, ronquera, tos crónica; náuseas, llagas en la boca y picor en el paladar.

3. **Estómago**: lengua sucia, náuseas, vómitos, diarrea, moco y comida sin digerir en el excremento, estreñimiento, eructos, exceso de gases, sensación de tener el estómago lleno mucho tiempo después de comer, mucha sed, dolores o

calambres abdominales que aumentan después de comer, colitis, irritación en el intestino, cólicos en bebés, comezón anal, síntomas aparentes de enfermedad en la vesícula.

4. **Corazón**: aumento de la frecuencia del latido del corazón, palpitaciones, pérdida del ritmo en los latidos.

5. **Pulmones**: asma, tos con moco, congestión en el pecho, sensación de falta de aire.

6. **Piel**: urticaria, salpullido, ronchas, manchas rojas y blancas, lesiones tipo herpes, palidez, piel seca, caspa; uñas y pelo frágiles.

7. **Psicológicos y emocionales**: dificultad de concentración, déficit de atención, ataques de llanto, indiferencia, ansiedad, sensación de pánico, depresión, comportamiento agresivo, irritabilidad, confusión mental, lentitud mental, exceso de imaginación, hiperactividad en niños y adultos, dificultad para aprender, hábitos de trabajo defectuosos, tartamudeo.

8. **Otros**: sobrepeso u obesidad, pérdida y recuperación rápida de peso, hinchazón después de las comidas, cansancio crónico, dolor de crecimiento

en niños, debilidad, dolores musculares, dolores de articulaciones, manos, pies o tobillos hinchados, urgencia urinaria, aumento en la frecuencia de orina, picor vaginal, flujo vaginal, molestias premenstruales.

Alergia a la leche

Debido a la introducción paulatina de los alimentos en la dieta de un niño, la alergia a la leche de vaca es normalmente la primera en aparecer, a veces durante el primer año de vida.

En el ser humano, la leche inicial, el calostro, es una secreción con pocos nutrimentos energéticos pero rica en sustancias de defensa que la madre le pasa a su hijo. Conforme pasa el tiempo va cambiando su composición y disminuye la cantidad de elementos de defensa, pero aumenta la proporción de azúcares lácteos y grasas.

La leche materna, en comparación con la de otros mamíferos, incluyendo la vaca, tiene menor proporción de proteínas, especialmente una llamada caseína; las proteínas que forman los tejidos también están en menor cantidad y en relación con el resto de las proteínas de la leche materna, sus funciones, nutricionalmente hablando, son diferentes respecto a la de vaca.

Estas diferencias hacen más fácil comprender que la sustitución de la leche materna a una edad en la que apenas está madurando el sistema de defensa del niño, por un producto lácteo de otra especie animal como lo es la vaca, con características nutricionales diferentes, tiene como consecuencia una elevada frecuencia de reacciones alérgicas provocadas por las proteínas contenidas en la leche de vaca.

La caseína es la principal proteína de la leche de vaca y representa casi el 80% del total. Ésta es la sustancia que integra la cuajada que se forma al cortarse la leche. El 20% restante de las proteínas de la leche de vaca se encuentra en el suero.

Las proteínas presentes en la leche son las responsables de las reacciones alérgicas en la mayoría de los casos de alergia a ésta y sus derivados, aunque hay personas que también son alérgicas a las proteínas del suero de la leche y, en ocasiones, a ambas.

Es común que la gente confunda la alergia a la leche con la intolerancia a la lactosa, pero son problemas diferentes. La alergia a la leche es una reacción del sistema de defensa ante las proteínas presentes en la leche y los productos lácteos; en cambio, la intolerancia a la lactosa es causada por la incapacidad del cuerpo para descomponer la lactosa, que es el azúcar de la leche.

La alergia a la leche puede afectar el sistema digestivo así como otros sistemas del cuerpo, como la piel y las vías respiratorias; la intolerancia a la lactosa afecta a la digestión únicamente, causando inflamación, incremento de los gases digestivos y diarreas explosivas, después de beber leche o ingerir productos lácteos.

Entre los factores de riesgo están la administración a los recién nacidos de fórmula láctea que, aunque es tratada en laboratorios, proviene en general de la leche de vaca; es más delicado aún cuando estas tomas de fórmula láctea se realizan de manera muy esporádica.

Otro factor de riesgo es la sensibilización alérgica a la leche de vaca en niños alimentados exclusivamente con leche materna, mezclada con proteínas bovinas que ha obtenido la madre al tomar leche de vaca.

Hay dos formas primordiales de reacciones alérgicas a la leche: de aparición rápida y de aparición retardada. La reacción rápida se presenta repentinamente, en cuestión de segundos o de horas después de ingerir la leche o el producto lácteo, acompañada de síntomas que pueden incluir respiración sibilante tipo asmática, vómitos, urticaria o angioedema, incluso una reacción alérgica súbita y grave en todo el cuerpo. La reacción retardada es la más común. Los síntomas se pueden desarrollar horas o días después de ingerir la leche y estos pueden incluir heces poco consistentes que pueden contener mucho moco y sangre, vómito, agitación o irritabilidad, y en los niños se produce incapacidad para aumentar de peso y crecer normalmente. Esta reacción es más difícil de diagnosticar debido a que los mismos síntomas pueden ocurrir con enfermedades distintas a la alergia y porque la asociación con la ingesta de la leche no es inmediata.

Alimentos prohibidos

1. Leche de vaca y derivados: leche de vaca natural o embotellada, leches en polvo, leches para la lactancia, leches descremadas, condensadas, evaporadas, etcétera.

2. Productos lácteos derivados: yogures, quesos, crema, mantequilla, margarinas, nata, natillas, flanes, requesón, queso tipo petit suisse o

similares, helados, malteadas, cajeta, chongos zamoranos, etcétera.

3. Productos elaborados con leche en alguna cantidad: sopas cremosas, arroz con leche, galletas, pan de dulce, pasteles, repostería, chocolates, caramelos con leche, crema de cacahuate, crema de avellana, papillas infantiles de cereal o fruta, etcétera.

Es muy importante tomar en cuenta que algunos niños o adultos con alergia a la leche de vaca pueden desarrollar también alergia a la carne y vísceras del ganado vacuno. Por esta razón, es necesario descartar esta posibilidad y, en su caso, evitar el consumo de este tipo de carnes y sus derivados:

1. Carne fresca o seca, vísceras, conservas, embutidos como el chorizo, salchichas, longanizas, mortadelas, etcétera.

2. Caldos de carne caseros, en pasta o granulados, algunas sopas de sobre o enlatadas, cocidos caseros hechos con derivados de vaca, papillas infantiles de carne.

Alimentos permitidos

1. Leches:

   - Almendras: no contienen la aportación de nutrimentos necesaria, especialmente para niños en periodos de lactancia ni en desarrollo, aunque puede ser un recurso para adultos.

   - Soya: su valor nutritivo es muy completo, contiene en calidad y cantidad la aportación nutricional recomendada. Por sus características, los niños alérgicos a la leche de vaca pueden ser alimentados perfectamente con fórmulas de soya, como las que se encuentran en el mercado.

2. Similares a los derivados lácteos: estos son productos parecidos a los derivados de la leche que pueden suplirlos sin exponer a los alérgicos a una reacción, ya que no contienen proteínas ni grasas vacunas. En general, no son difíciles de encontrar en tiendas naturistas y en algunos supermercados: margarinas 100% vegetales, tofú, quesos de soya y malteadas con leche de soya.

3. Otros productos sin leche: alimentos que tradi-
cionalmente se han elaborado con leche y sus
derivados, pero sin agregarles como ingrediente
leche de vaca o sus derivados: galletas, repostería
sin leche, chocolate puro sin leche añadida,
horchata sin leche, papillas infantiles sin leche.

4. Fruta, verdura, cereales: aquí se incluyen todos
los alimentos (excepto los vacunos) siempre y
cuando no sean considerados alergénicos ni
generen alguna reacción negativa en quien los
consume.

5. Productos sin carne de ganado vacuno:

• Carne y caldos de otras especies animales,
entre ellas conejo, pollo, pescado, cerdo,
borrego, etcétera.

• Embutidos elaborados de carnes y productos
de otras especies, siempre y cuando se tenga
la seguridad de que no contienen carne,
vísceras ni leche de vaca.

• Caldos en pasta y granulados, sopas en sobre
o alimentos preparados sin carne de vaca,
ternero, etcétera.

- Papillas para bebé con carne de pollo.

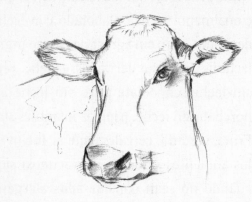

Alergia al huevo

Los huevos de las aves pero sobre todo los de las gallinas, constituyen una parte muy importante en el esquema dietético de los seres humanos y son una fuente excelente de proteínas de alto valor para la formación de músculos y tejidos, además de ser muy económicos; desgraciadamente, también tienen su lado negativo y es que son una de las causas más comunes entre las alergias a alimentos.

Generalmente, la introducción de este alimento en la dieta de los niños es alrededor de los 12 meses de vida, y es precisamente ésta la causa de que también desde muy pequeños desarrollen alergia al huevo; además, al ser un alimento muy común, es muy elevada la frecuencia en que se presentan los casos de alergia. El huevo se revela como el alimento más alergénico en niños de uno a dos años.

El huevo es un alimento que es utilizado para elaborar gran cantidad de recetas, ya que tiene entre sus funciones actuar como estabilizador, espesante y para dar más textura, entre otras.

En la alergia al huevo, el alergeno entra en contacto con el organismo de la persona afectada al ingerir la proteína que contiene, llamada albúmina. Esta es la proteína que tiene mayor capacidad alergénica y se encuentra en la clara.

Como en otro tipo de alergias, el organismo produce un anticuerpo, la inmunoglobulina E (IgE), para actuar en contra de la albúmina del huevo. La unión entre la albúmina y la IgE desencadena la reacción alérgica con síntomas muy variables de unas personas a otras; entre estos síntomas, encontramos con mayor frecuencia la urticaria, diarreas, asma o incluso alteraciones del sueño.

La sintomatología suele ocurrir con la toma del huevo completo, aunque no es rara la tolerancia previa a la yema que suele introducirse a la dieta antes y por separado de la clara, y casi siempre cocida. El tiempo que pasa entre la ingestión y la aparición de los síntomas puede ser menos de 60 minutos.

Como algo especial debe considerarse la dermatitis atópica, en la que muchos de los especialistas reconocen relación de la enfermedad con los alergenos del huevo, pero el tiempo que existe entre la aparición de la enfermedad y la ingesta del huevo no está definido y la relación del caso en la historia clínica es baja; sin embargo, se sugiere esta relación como una manifestación por la sensibilización crónica de la persona al huevo, y a la dermatitis atópica como consecuencia de mucho tiempo comiéndolo.

Si la reacción alérgica afecta varios órganos de manera simultánea, puede provocar un cuadro severo de choque, situación grave que requiere atención médica urgente, ya que en caso contrario puede poner en riesgo la salud de la persona. Es posible que las personas con sensibilidad al huevo no tengan problema alguno en eliminarlo de su dieta, pero puede que no conozcan la variedad de productos alimenticios que contienen huevo. A continuación te presento una lista de alimentos no permitidos:

1. Panqués preparados comercialmente, rosquillas y pan de dulce, pasteles, galletas y tartas rellenas de crema. Cualquier pan comercial o pan hecho con los componentes del huevo o pintado con huevo para barnizarlo.

2. Galletas saladas de bicarbonato (de soda), pan molido y bizcochos salados.

3. Pasta o fideos de huevo.

4. Harina preparada, mezcla para frituras, tostada francesa, pasta de hojaldre o gomas pintadas con clara de huevo.

5. Cualquier verdura preparada en platillos horneados, con salsas o en empanadas que contengan cualquiera de los componentes del huevo.

6. Cualquier fruta servida con natilla, rompope u otro suplemento que contenga huevo.

7. Licuado de frutas con huevo.

8. Huevos procedentes de cualquier animal, polvos de huevo o sustitutos comerciales de huevo.

9. Suflés.

10. Carne de res, pescado o ave empanizados.

11. Albóndigas, rollos de carne molida, cocida, croquetas y algunas salchichas.

12. Bebidas malteadas, pudín hervido, bebidas proteínicas que contengan huevos, sus componentes o sus proteínas.

13. Pudín, merengues, natillas, helado de crema, sorbetes o dulces que contengan huevo, chocolate relleno de crema, malvaviscos, azúcar glaseada y chocolate derretido.

14. Cualquier caldo aclarado con huevo.

15. Sopa de huevo, cualquier sopa con fideos o macarrones de huevo.

16. Aperitivos o alimentos preparados con huevo o cualquiera de sus derivados.

17. Aderezos para ensaladas y mayonesa (a menos que no tenga huevo) o salsa tártara.

18. Cerveza no alcohólica, vino o café si está aclarado con huevo.

Te recomiendo leer todas las etiquetas de alimentos, postres o dulces para averiguar si contienen huevo o alguno de sus subproductos, de ser así, considéralos también como prohibidos. Entre los subproductos del huevo puedes encontrar: albúmina, clara de huevo, yema de huevo, huevo deshidratado, polvo de huevo, huevos sólidos, sustitutos del huevo, ponche de huevo, globulina, livetina, lecitina que no sea de soya, lisozima, mayonesas, merengues, ovoalbúmina, ovomucina, ovomucoide, ovovitelina y E-161b (luteína, pigmento amarillo).

Las claras del huevo y las cáscaras pueden utilizarse como sustancias clarificantes en sopas, consomés, caldos, sopas y cafés, inclusive en ciertos vinos. Debes ser precavido con estos productos.

Alimentos permitidos

1. Pan blanco, pan integral, pan de centeno o bollos (sin huevo ni pintados con huevo para el barnizado).
2. Galletas o bizcochos hechos con levadura en polvo sin huevo. Galletas saladas y panes hechos en casa con los ingredientes permitidos.
3. Cereales y granos, todos en general.
4. Verduras frescas, congeladas, deshidratadas o enlatadas.
5. Frutas y jugos frescos, congelados, deshidratados o enlatados.

6. Carne de vaca, ternera o cerdo, jamón, pollo, pavo, cordero o pescado. Carne empanizada o frita sin huevo.

7. Leche entera, baja en grasa o sin nata, crema, queso, requesón o yogur.

8. Sopa o caldo preparados sin huevo

9. Gelatina, paletas de fruta heladas, helados de fruta no cremosos, postres caseros preparados sin huevo, bombones o golosinas, azúcar, miel, mermelada y jalea.

10. Mantequilla, margarina, aceite vegetal, manteca, salsa, aderezo de aceite y vinagre, mayonesa o aderezos sin huevo, tocino.

11. Agua, jugos y bebidas de fruta, té, bebidas gaseosas.

12. Sal y especias.

Algunas vacunas son preparadas con embriones de pollo, entre ellas encontramos las de la influenza y la rabia. Aplicar estas vacunas en personas alérgicas puede generar una reacción muy severa, por lo que no se debe hacer; te recomiendo que antes de aplicarte una vacuna, o aplicár-sela a tus hijos, comentes a tu médico que padeces de alergia al huevo para evitar que te pongan alguna de las siguientes vacunas:

Vacunas prohibidas

- Vacunas antigripales
- Vacuna de la fiebre amarilla
- Vacuna antisarampión
- Vacuna antiparotiditis
- Vacuna triple vírica (sarampión-rubéola-parotiditis).

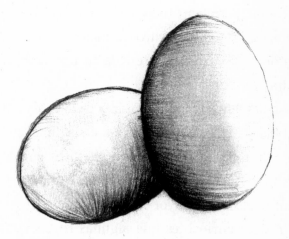

Alergias al durazno (melocotón) y a las rosáceas

Por lo regular, se han relacionado los hábitos dietéticos de una población determinada y las especies de pólenes predominantes en esa zona con el tipo de alimento causante de alergia. La clave para una dieta libre de alergia es evitar todos los alimentos o productos que contengan el alimento al cual somos alérgicos.

Las proteínas transportadoras de lípidos que ocasionan alergias están presentes en los pólenes, el olivo y las verduras, pero sobre todo en las rosáceas, una familia de frutas en la que se incluye la manzana, la pera, el melocotón, el durazno, la cereza, la ciruela, la fresa y la almendra.

Así, la manzana es una rosácea de la subfamilia de las pomoideas y destaca como una causa frecuente de alergia. Sin embargo, las reacciones alérgicas a frutas son mucho más frecuentes con el melocotón que con la manzana, a pesar del mayor consumo de ésta.

Un dato curioso es que algunas frutas como la manzana y la pera, en muchos casos dejan de producir reacciones alérgicas cuando se pelan; es decir, que un alto porcentaje de los pacientes alérgicos a la manzana y a la pera presentan síntomas cuando ingieren estas frutas con la piel, pero las toleran peladas.

Las manifestaciones de alergia a las rosáceas, como al melocotón, pueden tener diferentes patrones, entre los signos y síntomas que podemos encontrar están:

- Urticaria de contacto, es decir, ronchas en las partes donde les toca el melocotón (mano, boca).
- Alergia oral que se caracteriza por picor e hinchazón de labios, lengua, etcétera.
- Urticaria en cualquier parte del cuerpo.

Las recomendaciones para evitar, prevenir y controlar las manifestaciones alérgicas en quienes son sensibles a las rosáceas, dependerán del perfil de cada persona. En todo caso, y en función del grado de tolerancia de cada uno, puede ser conveniente que un alérgico al durazno, por ejemplo, evite otras frutas de la familia de las rosáceas, ya que el alergeno puede encontrarse también en: ciruela, cereza, durazno, chabacano, manzana, membrillo, pera, mora, almendra y fresa.

Alergia a pescados y mariscos

Los alérgicos a algún pescado lo suelen ser a la mayoría de éstos, por lo que se recomienda que, cuando se es alérgico a este alimento, se evite la ingestión de cualquier tipo de pescado o molusco hasta que su médico le indique lo contrario.

En la alergia al pescado son las propias proteínas de dicho alimento, la histamina que se forma al descomponerse y el parásito Anisakis, las causas de aparición de las reacciones alérgicas. El Anisakis simplex es un gusano de unos dos cm de largo, cuyas larvas viven en el conducto digestivo de muchas especies como la merluza, el atún, el bacalao, el pulpo, la sepia y el calamar, además de los crustáceos como la langostas y el cangrejo. Este parásito se introduce en el humano al ingerir el pescado crudo, ahumado, en escabeche, marinado o poco cocinado, y puede producir una reacción alérgica en la persona, reacción que puede ir desde síntomas leves hasta graves.

En nuestro medio, los pescados que más casos de alergia producen son principalmente el bacalao, el salmón, la trucha, el atún, la anchoa, la merluza y el lenguado, y los menos alergenos son los llamados peces azules, como el bonito.

La ingestión de éstos puede producir, en las siguientes dos horas, síntomas de picazón bucal, urticaria, etc.; en algunos casos, la inhalación del aroma que desprende el pescado al abrir el refrigerador, entrar en la pescadería o los vapores al cocinarlo pueden generar episodios de rinitis y/o asma. El contacto con el pescado también puede producir prurito y ronchas en las zonas de la piel al tocarlo.

Hay que tener en cuenta que las personas con sensibilidad al pescado pueden tener reacciones alérgicas también tras la ingesta de otros alimentos, como la carne de cerdo o de pollo, animales que, en su caso, fueron alimentados con harinas de pescado.

La erupción, el picor cutáneo y la dificultad respiratoria son los síntomas que habitualmente manifiesta una persona con alergia al pescado. Algunos niños, no todos, que padecen dermatitis atópica y asma pueden llegar a empeorar significativamente si comen pescado.

La alergia causada por pescado o marisco es más duradera en su sensibilización y puede perdurar durante décadas o para toda la vida. En estos casos, el único tratamiento probado y eficaz consiste en llevar una dieta exenta de pescado y derivados, o del pescado causante, sin olvidar que hay otros productos en el mercado que incluyen entre sus ingredientes diversos componentes de pescado.

Recuerda que el pescado también forma parte de muchos alimentos, entre ellos: paella, sopas, rollitos congelados de cangrejo, pizzas, pollos o cerdos alimentados con harinas de pescado, entre otros. Además, se pueden encontrar en medicamentos como las tabletas o suspensiones de hígado de bacalao e incluso se utiliza para la elaboración de adhesivos o pegamentos, por lo que debes tener cuidado con los adhesivos de los sellos y el que se utiliza en las encuadernaciones de libros.

Alimentos prohibidos

- Pescados y derivados: el pescado implicado o en ocasiones cualquier pescado, el surimi (palitos de cangrejo) y los mariscos (crustáceos y moluscos).
- Aceites de hígado de bacalao, comúnmente incluido en algunos medicamentos.
- Productos que incluyan entre sus ingredientes harina o caldos de pescado.
- Alimentos que hayan sido fritos en aceite en el que previamente se haya cocinado pescado.

- Alimentos cocinados en recipientes o manipulados con utensilios previamente utilizados en la elaboración de platillos con pescado y que no hayan sido perfectamente lavados y enjuagados.

Con el fin de evitar los alimentos preparados que contengan mariscos incluidos, es importante leer las etiquetas que enumeren los ingredientes que contienen, y asegúrate de evitar los alimentos que contengan cualquiera de los siguientes ingredientes:

- Abulón.
- Almeja en cualquiera de sus variedades.
- Cangrejo de río y, en general, toda clase de cangrejo de agua dulce o salada.
- Langosta, langostino, gambas rebozadas, coral e hígado de langosta.
- Mejillones.
- Ostras.
- Moluscos.
- Camarones y gambas.
- Berberechos, caracoles de mar y erizo de mar.

Alergias a frutas secas

La alergia a las frutas secas se considera una afección importante, ya que comienza a una edad temprana, dura toda la vida y puede ser fatal. Los cacahuates y frutas secas como las almendras, las castañas, las avellanas y las nueces pueden provocar síntomas con la piel intacta o por inhalación, incluso si el contacto ha sido mínimo.

La mitad de las personas alérgicas a los maníes también son alérgicas a las frutas secas, como almendras, nueces, avellanas, castañas y, con frecuencia, también a las semillas de girasol y de ajonjolí.

Las alergias a los alimentos ocurren cuando el sistema inmune de una persona confunde algo que esa persona ha comido y actúa como si fuese nocivo para el cuerpo. Al intentar protegerlo, el sistema inmune produce anticuerpos que inducen la liberación de histamina. Al ser liberada, la histamina afecta los ojos, la nariz, la garganta, los pulmones, la piel o el tracto gastrointestinal de una persona, causando los síntomas de la reacción alérgica. La futura exposición a las frutas secas desencadenará nuevamente esa misma respuesta de los anticuerpos.

A diferencia de las alergias a otros alimentos que los niños pueden llegar a superar con el tiempo, como las alergias a la leche y los huevos, por lo general los niños no dejan atrás las alergias a las frutas secas o a los maníes pero, con el correr de los años, adquieren experiencia y aprenden a evitar los alimentos que los hacen sentirse mal.

Una persona alérgica a las frutas secas y maníes puede presentar desde una reacción leve hasta una más grave. La reacción alérgica puede ocurrir inmediatamente o demorar unas horas en aparecer, luego de que la persona come las frutas secas o maníes. Algunas de las primeras señales de una reacción alérgica podrían ser el goteo nasal, una erupción en la piel acompañada de picazón, como la urticaria, o un hormigueo en la lengua o los labios.

Otros signos incluyen: sensación de opresión en la garganta, ronquera, respiración sibilante, tos, urticaria, náuseas, vómitos, dolor estomacal, diarrea o aturdimiento.

Los síntomas pueden empeorar rápidamente, incluyendo signos alérgicos graves y afectar varios sistemas del organismo, produciendo dificultad para respirar, inflamación de la garganta u otras partes del cuerpo, un rápido descenso de la presión arterial y mareos o pérdida del conocimiento.

El ataque puede afectar varias partes del cuerpo, por ejemplo: la piel, las vías respiratorias, el tracto gastrointestinal y el aparato cardiovascular, y su intensidad puede variar de leve hasta fatal.

Es recomendable que los padres se abstengan de dar a sus hijos mantequilla de maní u otros productos de frutas secas hasta que hayan cumplido los dos años. Si hay antecedentes de alergias a los alimentos en cualquier familiar, es recomendable esperar hasta que el niño cumpla los tres años.

Con el fin de evitar los alimentos que contengan frutas secas, es importante leer las etiquetas de los alimentos. Asegúrate de evitar los alimentos que contengan cualquiera de los siguientes ingredientes:

- Almendras.
- Nueces del Brasil.
- Avellanas.
- Semillas de girasol.
- Pistachos.
- Piñones.
- Castañas.
- Nueces en todas sus variedades.
- Mazapán, pasta de almendra o de cacahuate.
- Turrón.
- Frutas secas artificiales.

- Pasta y cremas que contengan frutas secas.
- Mantequilla de frutas secas, como la mantequilla de cacahuate o la crema de avellana.
- Aceite de frutas secas, por ejemplo el aceite de girasol.
- Productos de repostería y panadería que contengan frutas secas.
- Dulces con frutas secas.

Las frutas secas se añaden a una variedad cada vez mayor de alimentos como los cereales, las galletas y los helados.

Conjuntivitis alérgica

❄

*L*os párpados y la conjuntiva son los lugares más comúnmente afectados por las reacciones alérgicas. La conjuntiva es una membrana que bordea la parte de adentro del párpado y se extiende sobre la parte blanca en el frente del ojo (esclera).

La conjuntivitis es la inflamación de una de las capas del ojo, la más superficial, la conjuntiva, que es transparente, y la piel que cubre el ojo y que está situada dentro de los párpados.

La conjuntivitis alérgica es una alergia en los ojos que se pueden hinchar y enrojecer; esto puede causar picazón y dolor, o puede hacer que el ojo lagrimee. Puede que la nariz esté congestionada y haya muchos estornudos.

Debido a la exposición al ambiente, los ojos están frecuentemente involucrados con las reacciones alérgicas. La conjuntivitis alérgica se produce cuando nuestro cuerpo reacciona de forma exagerada frente a alguna sustancia, por ejemplo el polvo que hay en el aire o en el ambiente.

Puede presentarse en cualquier época del año, aunque la época de mayor incidencia es la primavera y a principios del verano. En algunos lugares se da también en otoño. Es de aparición estacional, puede presentarse en brotes y repetirse cada año con el cambio de estación o desaparecer para siempre. Aparece más frecuentemente por las mañanas, en días secos y con viento, debido a que aumenta la concentración de pólenes en el ambiente. Con la lluvia, la concentración de polen en el aire baja y es menos probable que la conjuntivitis alérgica nos afecte.

Puede presentarse en cualquier lugar donde se encuentre la sustancia que nos produce alergia, sea dentro o fuera de la casa. Se pueden distinguir varios tipos de conjuntivitis alérgica:

1. La forma más habitual es una combinación entre la conjuntivitis y la rinitis alérgica: la rinoconjuntivitis alérgica.

2. Algo menos frecuente es la queratoconjuntivitis alérgica, que es una reacción alérgica que afecta tanto a la conjuntiva como a la cornea, por lo regular se asocia con la dermatitis atópica.

3. El tipo menos habitual es la queratoconjuntivitis vernal, que es una inflamación bilateral de la conjuntiva que se presenta más frecuentemente en los niños y adolescentes, suele ocasionar más síntomas durante los meses de primavera y verano, aunque en algunos casos puede ser todo el año.

4. Un cuarto tipo de origen alérgico es la denominada conjuntivitis papilar gigante, asociada al uso de lentes de contacto.

La importancia de la alergia ocular se debe sobre todo a su elevada frecuencia en la población en general, más que a su gravedad, ya que sólo algunos casos de queratoconjuntivitis atópica y vernal pueden producir trastornos de la visión.

La conjuntivitis alérgica es irritante e incómoda, pero no dañará su visión. No es recomendable usar lentes de contacto cuando presente conjuntivitis alérgica, porque se puede empeorar y contraer una infección de ojos. Use sus anteojos hasta que sus síntomas desaparezcan.

La mayoría de los casos es un proceso más o menos ligero que no por ello se debe evadir, pues produce molestias lo suficientemente intensas como para llegar a dificultar las tareas diarias. Dada la función única y altamente especializada del ojo, una reacción leve puede alterar enormemente la calidad de vida del paciente.

Esta enfermedad puede aparecer de forma brusca en cuestión de minutos (conjuntivitis aguda), en unos días (subaguda) o aparecer lentamente durante semanas o meses (conjuntivitis crónica); puede ser muy molesta, pero, en general, no es grave. Cualquier persona puede sufrirla, aunque es más frecuente en niños y personas jóvenes. Suele darse en familias: si usted la sufre, sus hijos pueden padecerla.

Si comenzó a tener reacciones alérgicas durante la niñez y han persistido como adulto, es probable que las tendrá el resto de su vida. Sin embargo, cualquier persona puede desarrollar una alergia, incluyendo la conjuntivitis alérgica, en algún momento de su vida.

Esta enfermedad algunas veces es mal diagnosticada como el síndrome de ojos secos o conjuntivitis no alérgica. Ocasionalmente, estos síntomas son considerados como psicosomáticos hasta que el alergeno es identificado y eliminado.

Sus causas

Los síntomas son causados por un alergeno. Algunos alergenos e irritantes comunes son: el polen de los árboles, césped y malas hierbas; piel y pelo de animal; medicinas para la piel; contaminación ambiental y humo. Los alergenos pueden estar en el aire, como el humo o el polen de las plantas, o pueden estar en sus manos y llegar a los ojos al tocarlos. Cuando los ojos se exponen repetidas veces a los alergenos, el cuerpo reacciona y genera anticuerpos. Cuando los alergenos en el aire entran en contacto con los anticuerpos en el ojo, se inicia una reacción alérgica.

La histamina es la principal responsable del picor, ojos llorosos y otros síntomas típicos de las reacciones alérgicas. Los alergenos son aquellas substancias que causan las reacciones alérgicas y los más comunes se encuentran en el ambiente.

Los agentes responsables más frecuentes son:
- Pasto, árboles, semillas de hierbas, polen y otros alergenos vegetales (plátano, ficus, cascarilla de los cereales).
- Polvo de la casa y ácaros del polvo.
- Pelo, plumas o excrementos de los animales (gato, canario, etcétera).

- Esencias.
- Sustancias respirables o gases (como el disolvente de las pinturas).
- Hongos y mohos.

Signos y síntomas

Los síntomas más comunes son ojos con picazón; llorosos; rojos; en ocasiones hinchados; la piel alrededor de los ojos se enrojece y pueden aparecer escamas; molestias causadas por la luz (fotofobia); abundantes legañas blanquecinas; sensación de tierra en los ojos; hinchazón y enrojecimiento de los párpados, más frecuentemente por las mañanas.

Normalmente se afectan los dos ojos, a menos que solamente uno de ellos tuviera contacto con el alergeno, tal como podría suceder con la hiedra venenosa.

Además de las molestias oculares, puede presentarse sensación de ahogo, enrojecimiento e hinchazón de la cara, rinorrea (sale moco claro por la nariz) y aparición de manchas rojas en la piel, así como picores en todo el cuerpo.

Usualmente, la conjuntivitis alérgica es fácilmente diagnosticable mediante un examen del paciente y su historial médico. Además de los signos y síntomas característicos de la conjuntivitis alérgica, el paciente frecuentemente tiene una historia de otras condiciones alérgicas en él o en su familia.

Los síntomas de la conjuntivitis alérgica durarán mientras el alergeno esté presente, ya sea polen de primavera o caspa de gato en una alfombra. Algunas veces se desarrolla una infección en los ojos (conjuntivitis bacterial), además de la conjuntivitis alérgica. Esto puede ocurrir porque entran bacterias en los ojos cuando se les rasca o frota.

Prevención

En ocasiones es difícil prevenir la conjuntivitis alérgica, aunque podríamos alejarnos del alergeno, pero principalmente, y si no se ha desarrollado hasta este momento una alergia en general y especialmente del ojo, es muy importante evitar los factores asociados que ya hemos mencionado en múltiples ocasiones, como son la contaminación, el humo del tabaco, los agentes químicos ambientales y la alimentación procesada, entre otros.

El factor hereditario predisponente que llevamos en nuestros genes no lo podemos eliminar, a veces tampoco podemos huir del alergeno (tendríamos que vivir en una esfera de cristal), pero contra lo que sí podemos luchar y, por lo tanto, eliminar, son esos factores que hacen más sensible y afectan nuestro sistema de defensa.

Si ya padeces conjuntivitis alérgica, también tienes que eliminar estos factores; pero además, para poder disminuir tus síntomas, tienes que controlar la exposición a los alergenos que te afectan. Por ejemplo, evita salir cuando la cantidad de polen sea mayor o cuando el viento haga volar por el aire los alergenos, también evita utilizar ventiladores de techo.

Sigue estos consejos:

- Aléjate del lugar donde te empezaron las molestias y enciérrate en una habitación sin polvo. Para dormir, acuéstate en una cama con almohada, colchón y sábanas sintéticos.
- No fumes; si estás en un lugar con fumadores, aléjate de ellos.
- Si usas lentes de contacto, quítatelos y usa lentes de armazón.
- Ponte lentes oscuros para sol, pues te protegerán del viento y la luz te molestará menos.

En casa y en el trabajo: quita el polvo con la ayuda de una aspiradora; elimina las alfombras, los tapetes y las cortinas; cierra las ventanas durante las horas de luz solar y procura dormir con las ventanas cerradas; evita el uso de aerosol.

En el coche: instálale filtros antipolvo y polen al aire acondicionado de tu coche; circula con las ventanas bien cerradas; aspira el interior de tu coche a menudo.

En general: evita salir al campo (o zonas con jardines) en primavera y otoño, especialmente los días ventosos; procura disfrutar de tus vacaciones en zonas cerca del mar; evita pasear en las horas de mayor concentración de pólenes (por la mañana y hasta el mediodía); procura salir a pasear después de la lluvia; evita bañarte (en piscinas y en el mar) sin lentes de natación; evita los ambientes cargados de polvo y humos, como los *antros* o discotecas; para eliminar el polen de tu cuerpo, lávate las manos a menudo y báñate todos los días; acude con tu médico.

Tratamiento

1. Hidroterapia

a) Aplicar hielo a través de una compresa de algodón, 20 minutos en cada ojo cada cuatro horas, esto ayudará mucho durante el primer día.

b) Después del paso anterior, mojar un paño de algodón o una gasa con agua fresca y ponerlo sobre los ojos; esto se puede realizar cada seis horas, mientras permanecen las molestias.

c) Lavar los ojos por dentro con abundante suero fisiológico estéril o lágrimas artificiales para eliminar los alergenos de los ojos.

2. Naturopatía

a) Rallar manzana o papa roja cruda y preparar una cataplasma con la ralladura, colocar en cada ojo (cerrado) cada 24 horas, durante 25 minutos.

b) Tomar 1 g de vitamina C cada 24 h por siete días.

3. Herbolaria

a) Manzanilla (*Matricaria chamomilla*).

- Partes utilizadas de la planta: flores y hojas.

- Nativa de Europa e introducida en América, se cultiva ampliamente en todo México, en escala comercial y doméstica. La manzanilla ha sido usada con fines medicinales durante miles de años. La manzanilla puede emplearse tanto interna como externamente. Las investigaciones modernas han demostrado que, usada externamente, esta planta posee propiedades que la hacen efectiva para reducir inflamaciones y tratar problemas como la caspa, el eczema y las hemorroides.

- Indicaciones: gastritis, úlcera gastroduodenal, colitis, espasmos gastrointestinales, inapetencia, náuseas, vómito, digestiones lentas, indigestiones, meteorismo y gases, disquinesia biliar, nerviosismo e insomnio de los niños, cefaleas, bronquitis crónicas, asma, dismenorreas, blefaritis, conjuntivitis, eczemas, heridas, contusiones, inflamaciones locales, estomatitis, vaginitis.

- Contraindicaciones: la manzanilla es una planta excepcionalmente segura. Aparte de un pequeño número de personas que pueden presentar reacciones alérgicas, la manzanilla no causa efectos negativos.
- Dosis: realizar una infusión con 20 g de flores y hojas para medio litro de agua. Aplicar este cocimiento tres veces al día mediante un lavaojos.

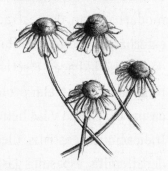

b) Eufrasia (*Eufrasia Officinalis L*)

- Partes utilizadas de la planta: hojas y flores.
- La eufrasia es la única especie británica cuyos genes están contenidos en 20 especies distribuidas por toda Europa, norte y oeste

de Asia y Norteamérica. Esta especie mide no más de 20 centímetros de altura, su tallo puede ser simple o ramificado; en la parte inferior de esta planta nacen hojas enfrentadas, las superiores se encuentran dispersas. Eufrasia es sinónimo de bendición ocular, se conocen sus propiedades curativas desde el siglo XIV y desde entonces se sabía que curaba todos los males del ojo. Sus componentes hacen de la eufrasia un eficaz astringente y antiinflamatorio.

- Indicaciones: conjuntivitis, dolor y enrojecimiento de los ojos, lagrimeo, ojeras, sinusitis, tos y garganta adolorida.

- Contraindicaciones: usado en las dosis recomendadas, la eufrasia es generalmente segura, aunque su seguridad durante embarazo y la lactancia no se ha probado, por lo que no se recomienda en estos casos.

- Dosis: hervir, durante 10 minutos, medio litro de agua, agregar 12 g de hojas y flores, tapar, dejar enfriar y colocar en un envase. Lavar los ojos con esta infusión cada 12 horas.

Después de dos días, desechar el colirio y prepararlo nuevamente.

4. Otros

a) No frotar los ojos, ya que aunque parezca que alivia, sólo empeorará la inflamación ocular.

b) No utilizar el primer colirio que se tenga a la mano, usar solamente lo recetado por un médico.

c) No maquillarse ni ponerse laca en el cabello.

Tratamiento natural de las alergias

*M*uchas personas sufren los efectos acumulados de dietas tóxicas y desequilibradas, de químicos ambientales y de estrés, factores que estimulan de manera exagerada dando órdenes incorrectas al sistema de defensa y propiciando así el desarrollo de enfermedades alérgicas.

Entre estos factores, encontramos la polución química del aire y la contaminación ambiental; es importante no olvidar que dentro de esta contaminación se incluyen las emanaciones de los productos químicos cotidianos, aditivos alimentarios, manipulación genética de alimentos, etc., por lo que tanto la prevención como el tratamiento debe enfocarse a corregir estos factores.

Esta consideración inicial en relación con el tratamiento, la hago para no olvidarnos de que no sólo hay que pensar en el sistema de defensa de nuestro cuerpo o en las sustancias externas que pueden actuar como alergenos, sino también en que casi siempre puede ser más sencillo y más efectivo controlar estos factores para tener los mejores resultados en el tratamiento.

Cuando nos duele el cuerpo, el dolor nos recuerda que debemos descansar, cambiar de zapatos o buscar otra forma de hacer las cosas, tener nuevos hábitos, buscar lugares menos contaminados y volver a lo natural. Cuando nos duele la mente, el dolor nos recuerda que debemos dejar de preocuparnos, ser positivos, más compasivos o cambiar nuestra forma de pensar. Recuerda que el dolor o los malestares no son el enemigo, son nuestra oportunidad de vivir más sanos.

El tratamiento natural de las alergias se basa en determinar las características internas y externas de la persona, descubrir la causa y aliviar los síntomas. Las emociones, la dieta y el tratamiento naturista de fondo y de eliminación de síntomas son los objetivos para que el esquema de salud contra las alergias sea un éxito.

Primero hay que descubrir la causa que desencadena la reacción alérgica: el alergeno; esto es primordial. De lo contrario, siempre estaremos atacando los síntomas y no una de las causas principales del problema.

El tratamiento naturista para las alergias se enfoca en operar sobre el sistema de defensa, estimulándolo o normalizándolo y además de algunas medidas locales encaminadas a eliminar las principales molestias. El uso de plantas medicinales y otras terapias, junto con un estilo de vida sano que siga una alimentación lo más vegetal y cruda posible, son la base del tratamiento.

Es muy importante disminuir y prepararse para las situaciones de estrés y aprender a controlarlas. Se sabe que los altos niveles de tensión emocional pueden precipitar episodios alérgicos en cualquiera de sus formas. Durante el tratamiento, es necesario procurarse tranquilidad para poder corregir las alteraciones del sistema nervioso, íntimamente relacionado con los problemas alérgicos.

Para conseguir un buen tratamiento, debemos seguir el siguiente esquema de tratamiento natural:

a) Reducir los factores de desarrollo alérgico y el alergeno responsable, mediante la adopción de un estilo de vida saludable, eliminando tóxicos, tabaco, alcohol y estrés, además de la reducción de la exposición a alergenos como polen, moho, ácaros, químicos, alimentos, animales, etcétera.

b) Recuperar el balance de los órganos y sistemas afectados, a través de mejorar la dieta para evitar la excesiva permeabilidad intestinal y la absorción de tóxicos; equilibrar el sistema de defensa con antioxidantes y estimuladores; corregir y controlar el balance psicológico y emocional, evitando las situaciones de estrés y aprendiendo a relajarse. Es necesario lograr tranquilidad para poder corregir las alteraciones del sistema nervioso, íntimamente relacionado con los problemas alérgicos.

c) Aliviar la sintomatología con base en medicina natural de apoyo con sustancias antihistamínicas y antialérgicas, incluyendo principalmente la herbolaria y la terapia nutricional.

1. Nutrición terapéutica

Los tres factores dietéticos más perjudiciales son: el alcohol, el tabaco y el azúcar. Estos factores se asocian frecuentemente con personas alérgicas.

Estos factores son muy irritantes y afectan de muchas maneras el tracto digestivo; por otro lado, aumentan la respuesta alérgica a otros alimentos y bebidas cuando los comemos o bebemos al mismo tiempo.

Además, y a su propio modo, dañan nuestra salud de manera general.

a) Alcohol. Es necesario mencionar algunos de los aterradores peligros nutricionales del alcohol. Es una droga, aunque no lo quieran considerar así, ya que es muy adictiva, afecta el sistema nervioso periférico, el corazón, el cerebro, acaba con el estómago, daña a la larga el páncreas y el hígado, además de afectar cruelmente las vidas de los adictos y sus familias.

Tiene una combinación de sustancias altamente alergénicas. Si analizas el alcohol en su composición química, encontrarás los cereales, el gluten, la levadura, la proteína y el azúcar que fueron utilizados en su elaboración, sustancias que ya conoces como potencialmente alergénicas. De ahí que su consumo pueda generar alergias alimenticias asociadas a los elementos que contiene, sin descartar cualquier otro tipo de alergia.

El alcohol provoca una permeabilidad excesiva de la barrera mucosa del intestino delgado, permitiendo así el incremento en la absorción

de moléculas de alimentos parcialmente digeridos, así como microorganismos y todo tipo de
toxinas que normalmente hubieran sido eliminados pero que, al entrar al torrente sanguíneo,
se convierten en elementos extraños que nuestro
cuerpo reconocerá como alergenos y, como
consecuencia, se desencadenará el desarrollo de
una o varias enfermedades alérgicas, regular-
mente respiratorias y alimenticias.

b) Tabaco. Ya todos conocemos los riesgos y los
daños provocados por el consumo del tabaco:
cáncer, enfermedades cardíacas, ataques,
enfisema, bronquitis crónica y lesiones al feto,
entre otros. Pero además de estos efectos nocivos
para la salud, incluso fatales, la absorción de
nicotina y monóxido de carbono en el torrente
sanguíneo afecta el sistema de defensa de nuestro
cuerpo, desarrollando un incremento en la
sensibilización de las células responsables de
defendernos.

La exposición al humo de tabaco está fuertemente
asociado a la aparición de sensibilización alérgica,

asma y otras enfermedades respiratorias. Los niños expuestos a humo de tabaco presentan alergia y asma clínico con más frecuencia. Por este motivo hay que tener en cuenta que, en muchas ocasiones, el tabaquismo de los padres marca a los hijos.

c) Azúcar. Existen muchas tipos de azúcares, el más utilizado es el azúcar blanco refinado o sacarosa. Otros azúcares son el azúcar moreno, azúcar crudo, miel, jarabes de maíz, dextrosa (azúcar de maíz), fructosa o levulosa, lactosa o azúcar de leche, etc. Resulta fascinante que algunos estudios recientes demuestren que cada individuo reacciona de forma diferente ante las novedades del azúcar.

En potencia, el azúcar es una sustancia altamente alergénica y adictiva y, como tal, puede ser un factor preocupante en diabetes e hipoglucemia, así como en obesidad, hipertensión, hiperactividad, desórdenes mentales y nerviosos, colesterol alto y triglicéridos, úlceras, depresión y ansiedad.

Los azúcares refinados no contienen los nutrientes esenciales necesarios, además de ser más difíciles de metabolizar y de poder utilizarlos como fuente de energía, por lo que los alimentos que la contienen resultan más perjudiciales que benéficos para nuestro cuerpo.

En un individuo sensible, se ha demostrado que el azúcar es la causa directa de la inhibición de las células sanguíneas, así como de reducir la función de las células sanguíneas blancas encargadas de la defensa de nuestro cuerpo ante la presencia de invasores.

Los azúcares refinados deberían evitarse hasta donde sea posible, pero esto es difícil debido a que hay muchísimos platillos procesadas que los contienen. Hay que leer las etiquetas de los alimentos envasados; si el azúcar aparece entre los tres o cuatro ingredientes principales, significa que constituye un alto porcentaje del producto. Hay que aprender a comer los azúcares refinados en poca cantidad o evitarlos, y comer fruta fresca para aportar los azúcares necesarios.

Existen muchos alimentos que agravan el problema, entre ellos la leche y sus derivados, debido a que estimulan la producción de moco y contienen proteínas, como la caseína, que son difíciles de digerir completamente;

además contienen cantidades importantes de ácido araquidónico, cuya función en el organismo es producir sustancias con actividad inflamatoria.

Otros alimentos cuyo consumo no está recomendado en caso de padecer alergias son: chocolates, carnes rojas, grasas hidrogenadas como las margarinas y alimentos fritos; así que es necesario que consideres sacarlos definitivamente de tu dieta.

Ahora vamos a revisar los nutrientes que te van a ayudar a controlar las alergias y que son muy importantes en la nutrición terapéutica:

a) Miel. Curiosamente, la miel, el producto de las flores y el polen, se utiliza para combatir los síntomas de las alergias. Puedes tomar una cucharada sopera de miel cada mañana. De esta manera reforzarás tu organismo frente a los ataques externos.

b) Vitaminas y minerales. Tomar alimentos que contengan los siguientes nutrimentos son de gran ayuda terapéutica:

• Vitamina C: tiene acción antioxidante muy útil para combatir lo efectos de los radicales libres sobre el organismo, de modo que es capaz de mejorar la debilidad de los tejidos lo que, como ya sabes, puede predisponer a padecer alergia. Además neutraliza la histamina, eliminando muchos de los síntomas que produce y estimula el sistema de defensa para que recupere su correcto funcionamiento.

- Vitamina E: ayuda a disminuir la formación de las sustancias inflamatorias responsables de los síntomas con que van acompañadas las alergias.

- Magnesio: este mineral es capaz de relajar la musculatura lisa de los bronquios, por lo que mejora la ventilación pulmonar.

- Betacarotenos: son pigmentos naturales localizados en todos los vegetales de color amarillo, naranja o rojo. Los betacarotenos, contrarrestan la inflamación y protegen los tejidos; además, se transforman dentro del organismo en vitamina A, protectora y reparadora de las membranas respiratorias que estén dañadas como consecuencia de la alergia.

Es muy necesario incluir en nuestra dieta una abundante ingesta de agua natural, requisito indispensable para la vida; el agua ocupa un lugar tan importante como el alimento y el aire. El agua es un desintoxicante por naturaleza, por lo que debes consumir cuando menos, en el transcurso del día, alrededor de tres litros de agua natural.

Por otro lado, todas las exigencias nutricionales del cuerpo humano se hallan en las frutas y en las verduras, esos nutrientes son transportados gracias al agua.

Las frutas y las verduras son enormemente ricas en agua. Otros alimentos son concentrados y eso quiere decir que el agua les ha sido extraída mediante la cocción u otra forma de procesamiento. Las frutas y las verduras, así como el agua, deben jugar un papel muy importante en tu dieta.

Las mejores curas son las de fruta y, entre ellas, las más desintoxicantes son la naranja y el limón. Lo ideal es elegir un día de la semana para comer solamente esa fruta y respetar la rutina al menos durante un mes. La cura de limón no debe ser realizada por personas que estén anémicas o desnutridas, tengan osteoporosis o padezcan paludismo o enfermedades nerviosas. En cuanto a la naranja, no presenta contraindicaciones.

2. Jugoterapia

Los zumos de apio, remolacha, zanahoria, espinaca, pepino o perejil son excelentes reconstituyentes de nuestro organismo y previenen las enfermedades alérgicas. Te recomiendo alternarlos y tomar 250 ml cada 12 horas (mañana y noche) de un mismo jugo al día.

3. Aromaterapia

Puedes darte un masaje en los senos nasales para aliviar la congestión nasal con aceite esencial de lavanda, tomillo dulce, hisopo, ciprés (o eucalipto) y aceite de almendras dulces. Si lo prefieres, puedes utilizar estos mismos aceites esenciales para hacer inhalaciones.

4. Herbolaria

Para las alergias, te recomiendo utilizar aceite diluido de manzanilla con 25 gotas de aceite de esencia de lavanda y aplicarlo dos veces al día en todo el cuerpo.

Entre las plantas que ayudan en la terapia integral de las alergias, las más efectivas son: helicriso o sol de oro, raíz de regaliz (que ya revisamos), escutelaria, flores de saúco (que ya revisamos), efedra e hisopo.

a) Helicriso, sol de oro (*Helicrysum italicum*)

- Partes utilizadas de la planta: flores.

- Conocida también como perpetua, siempre-viva amarilla, manzanilla bastarda, yesquera, meaperros, etc. Hierba perenne y ramosa con tallos de 20 a 40 centímetros de altura, algunos erguidos y otros tumbados. Sus hojas son alargadas y blanquecinas como el resto de la planta. Tiene propiedades antihistamínicas que ayudan a contrarrestar los síntomas alérgicos.

- Indicaciones: bronquitis, asma, rinopatías, reumatitis, alergias alimentarias, urticaria, hepatitis, colecistopatías, flebitis, soriasis, eczema, blefaroconjuntivitis, parodontopatías.

- Contraindicaciones: está contraindicada en las enfermedades de vías biliares, no mezclar las flores con alcohol; dosificarla en niños menores de dos años; evitarla en personas con problemas de alcoholismo.

- Dosis: uso interno. Para infusión, poner a hervir una cucharada cafetera por cada taza;

tomar tres tazas al día. Extracto. 30 gotas, dos veces al día. Tintura. 30 gotas, tres veces al día. Jarabe (10% de extracto fluido) una cucharada sopera, tres veces al día.

Uso externo: infusión, una cucharada sopera en 100 ml de agua. Aplicar dos o tres veces al día en forma de lavados o compresas.

b) Escutelaria (*Scutellaria baicalensis L*)

- Partes utilizadas de la planta: raíz.
- Esta planta originaria de China, de tallos rectos de 35 centímetros de alto y hermosas flores de una pulgada de alto y de color azul púrpura que florecen en verano, contiene una serie de principios activos cuya acción es similar a la que ejerce el cromoglicato disódico, es decir, impide la liberación de histamina. La raíz de la escutelaria asiática tiene un flavonoide que posee un efecto protector sobre el hígado, además de efectos antialérgicos; asimismo, inhibe el crecimiento de bacterias y virus. Tambíen contiene sustan-

cias antioxidantes que neutralizan los efectos tóxicos de los radicales libres.

- Indicaciones: antialérgico, enfermedades inflamatorias de la piel, colesterol y triglicéridos elevados, además de presión arterial alta.

- Contraindicaciones: en las dosis recomendadas no suele presentar efectos secundarios. Está contraindicada en el embarazo y la lactancia. De cualquier forma, es preferible que consultes a tu médico.

- Dosis: realizar una infusión a partir de 3 g de la raíz hervida en 1 litro de agua, tomar dos tazas de 250 ml de té al día.

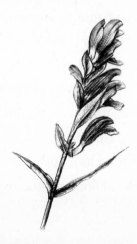

c) Efedra (*Ephedra sinica S*)

- Partes utilizadas de la planta: tallo.
- La efedra es una planta tipo arbusto que crece en las regiones desérticas de todo el mundo, recibe también el nombre chino de Ma Huang y té del desierto. En la actualidad, se usa a veces para perder peso debido a que suprime el apetito; aquellos que la consumen presentan poco o ningún apetito. Los principales ingredientes activos medicinales de la efedra son los alcaloides efedrina y pseudoefedrina contenidos principalmente en el tallo. Existe una especie norteamericana *(Ephedra nevadensis)* que no contiene los alcaloides que hacen que las especies asiáticas sean benéficas, para la salud.
- Indicaciones: el principal efecto terapéutico es su capacidad broncodilatadora y antialérgica; tiene funciones diuréticas, astringentes y expectorantes; ayuda en casos de fiebre, falta de transpiración, dolores de cabeza, congestión nasal, dolores de huesos y articulaciones;

se usa en casos de asma, congestión, tos, dietas y obesidad.

- Contraindicaciones y efectos secundarios: tiene efectos secundarios similares a los de las anfetaminas, entre ellos, aumento de la presión arterial, afecciones cardiacas, nerviosismo, irritabilidad, dolor de cabeza, trastornos urinarios, vómitos, alteraciones musculares, insomnio, sequedad de boca, palpitaciones e incluso la muerte por insuficiencia cardiaca. Está contraindicada en personas con hipertensión arterial; afecciones cardiacas; enfermedades renales; diabetes; glaucoma; hipertiroidismo; ansiedad; problemas de circulación cerebral; trastornos neurológicos; crecimiento prostático con acumulación de orina residual; en las personas que toman antidepresivos inhibidores de la MAO; digitálicos; embarazo y lactancia. No deben tomarlo niños menores de 18 años.

- **Advertencia:** la efedra sólo debe tomarse con la autorización de su médico.

- Dosis: preparar un té con 2.5 g del tallo de efedra en un litro de agua; tomar una taza de 250 ml al día. No debe tomarse por más de un mes.

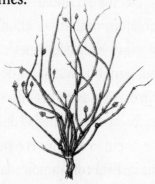

d) Hisopo (*Hyssopus officinalis L*)

- Partes utilizadas de la planta: hojas.
- Esta planta alcanza una altura de 50 centímetros, es de tono grisáceo y blanquecino, sus flores son largas y espigadas. Hojas pecioladas, opuestas, lanceoladas, aserradas, ásperas, largas, onduladas, de matiz verde oscuro por el haz y grisáceo y velloso por el envés. Sus flores pequeñas de color rosa malva están agrupadas en espigas densas y terminales. Florece entre primavera y verano. Crece entre bosques y matorrales de altura y

climas fríos. Contiene aceites esenciales y compuestos químicos con actividad expectorante; es muy útil para ayudar a descongestionar las vías respiratorias.

- Indicaciones: por ser expectorante y balsámico broncodilatador, combate el asma, la tos persistente, catarros respiratorios, la gripe y la ronquera. También estimula el apetito y el sistema nervioso, es diurética y sudorífica; además se considera adelgazante.
- Contraindicaciones: embarazo y lactancia.
- Dosis: En té, hervir de 50 a 60 g de la planta por litro de agua. Tomar tres o cuatro tazas diarias muy caliente, endulzándolo con miel. En jarabe, hervir la planta en agua, añadir azúcar y mezclar hasta obtener la consistencia de jarabe, tomar una cucharada.

e) Zábila (*Aloe vulgaris*)
- A pesar de que el áloe no es tan drástico como los antihistamínicos, es utilizado con buenos resultados.

- Son plantas que se adaptan a los ambientes secos, tienen hojas grandes de color verde grisáceo o azulado, a veces con manchas o puntos duros. Algunos carecen de tallo. Sus flores son de colores variables, brillantes y llamativos (rojo, anaranjado o amarillo) son tubulares y están compuestas de seis piezas. Por lo general, crece en invierno y su floración varía, según las especies, en primavera, verano o invierno.

- Para aliviar las afecciones alérgicas respiratorias se toma un inhalador vacío, se quita la tapa con un par de pinzas, se limpia muy bien la botella y luego se llena con 2/3 partes de jugo estabilizado de áloe, luego se reajusta la tapa con un pequeño tubo.

- Elíxir del áloe: se recomienda poner las hojas de áloe trituradas en una licuadora, mezcladas con vino y miel que debe macerarse durante una semana, las proporciones son las siguientes: áloe, 1 500 g; miel, 2 500 g; vino tinto, 3 500 g. Es altamente recomendable para los trastornos digestivos, hepáticos, dolores de cabeza, artritis, hipertensión, úlcera, anorexia, estreñimiento, problemas de la piel, alergias, reumatismo, tuberculosis, enfermedades ginecológicas, etcétera.

5. Otros

a) Baños nasales: para contribuir a una buena limpieza de las fosas nasales, recomendamos lavarse todos los días dichos conductos con agua marina. Se puede adquirir preparados comercializados a base de agua marina o prepararlos uno mismo con 1/2 cucharadita de sal marina y agua tibia.

b) Para controlar el estrés: las técnicas como el yoga, la reflejoterapia podal o el Tai-Chi pueden resultar muy positivas para el paciente.

c) Acupuntura: se obtienen excelentes resultados para aliviar la congestión nasal y todos los síntomas asociados a una inflamación; en este caso, recomiendo acudir con un especialista.

d) Digitopuntura: presionar sobre la membrana que se encuentra entre los dedos pulgar e índice durante un minuto, para controlar especialmente las situaciones de estrés que suelen agravar los síntomas de las alergias primaverales. No es recomendable aplicar este método durante el embarazo.

Es muy importante iniciar con la creación de nuevos hábitos, tanto para nosotros como adultos como para nuestros hijos; por tanto, para lograr una correcta alimentación, control del estrés y una vida más sana con menos tóxicos, es necesario:

- Fomentar los deportes en los niños para que no se enfrasquen en el uso desmedido de la televisión, los videojuegos y las computadoras. Con la práctica del ejercicio, fortalecer en su sistema de defensa.
- Generar una actitud positiva y feliz ante la vida, ya que los pensamientos desagradables predisponen a nuestro sistema nervioso a desarrollar crisis de rinitis o asma, por estimulación al sistema inmunológico a causa del estrés. Si permanentemente estamos pensando que nos vamos a enfermar, que vamos a tener crisis

asmáticas o reacciones alérgicas, estamos programando al subconsciente para que nos enfermemos; el mecanismo de producción de las crisis asmáticas está almacenado en el sistema nervioso neurovegetativo y los pensamientos desagradables nos predispondrán a padecer broncoespasmo y lo mismo sucede con la urticaria.

- De manera contraria, si mantenemos esa actitud positiva ante la vida, permanecemos felices y evitamos los pensamientos de enfermedad, nuestro sistema nervioso fortalece su control sobre el sistema de defensa de nuestro cuerpo y sobre los tejidos, generando dilatación en los bronquios y, por tanto, una buena entrada de aire, así como el correcto funcionamiento de nuestro sistema digestivo para evitar la entrada de alergenos.

- Evita comer con la televisión encendida.

- Forma el hábito en tu familia de comer todos juntos y nunca discutir en la mesa.

- Mastica suficientemente los alimentos para ayudar a tus intestinos a digerir bien los alimentos e impedir el paso de macromoléculas a la sangre.

- Organízate; la primera ley del crecimiento es el orden. Para que algo crezca necesita un método; observa los árboles, las flores y las colmenas. En ellos encontrarás disciplina. La naturaleza conserva las bases, se queda con lo esencial y se deshace de lo superficial.

- Cambia tus pensamientos, recuerda hacerlos positivos. Si te sientes molesto, recuerda que la causa de tu molestia no fue lo que te hizo o dijo otra persona, sino tus pensamientos acerca de esa persona. No importa si esos pensamientos te causan dolor, son sólo pensamientos y tú puedes cambiarlos.

- Inicia un periodo de desintoxicación: come únicamente fruta (papaya, manzana, toronja, naranja) y agua durante tres días; no fumes y aléjate de la contaminación; evita el uso de cosméticos o cremas si no son naturales; usa ropa de algodón; procura la meditación.

- Después de la desintoxicación, reinicia tu vida con una dieta natural, rica en frutas y verduras, disminuye lo más posible el consumo de carne, huevo y leche y, algo muy importante, procura hidratarte correctamente: el agua arrastrará con los tóxicos que puedan entrar a tu cuerpo y te ayudará a mantenerte libre de alergias.

Comentario final

*L*a vida moderna, como todo, tiene sus aspectos positivos y negativos; por un lado la gran cantidad de tóxicos que abundan en el ambiente, alimentos, productos de belleza y arreglo, ropas, productos de limpieza, vicios, etc., y por otro, la evolución del conocimiento y la acumulación de la sabiduría naturista y la medicina alternativa.

Ahora sabemos que muchas molestias que aparentemente no tenían razón de ser, y que anteriormente el médico atribuía a otras causas, son el resultado de una respuesta alterada de nuestro sistema inmunológico, ocasionada por la exposición a esos aspectos negativos del desarrollo, la tecnología y la industrialización.

Las alergias son la pérdida del equilibrio de nuestro cuerpo en su convivencia inevitable con el ambiente, incluyendo todo lo que tocamos o nos toca, lo que respiramos y lo que comemos. Todo, cualquier cosa, puede convertirse en un disparador de nuestras alergias y eso dependerá de qué tanto soporta nuestro cuerpo los químicos o alimentos tóxicos a los que lo exponemos.

Eso nos lleva a volver nuevamente a lo natural, a replantearnos si nuestras costumbres de alimentación son las correctas, a tratar de evitar alimentos procesados o producidos mediante estímulos químicos artificiales. Qué sano sería volver a sembrar mediante la rotación de cultivos, en lugar de fertilizar y abonar tanto la tierra; así, los frutos y vegetales estarían 100% libres de químicos. Qué sano sería dejar que el ganado se alimentara de manera natural y no engordarlo mediante suplementos estimulantes del crecimiento o de la formación de masa muscular sin que el animal tenga la necesidad de moverse.

Debemos controlar los factores dañinos y responsables del funcionamiento incorrecto de nuestras defensas (el tabaco, la contaminación, los vapores químicos, etc.); encontrar la manera de alejarnos de ellos; tratar de vivir en zonas con menor contaminación ambiental puede ser difícil, pero no imposible; además, hay que evitar el cigarro, como fumador pasivo o activo, y el uso de químicos en casa. Intentemos volver a lo natural que es tan o más efectivo que lo industrializado.

Así, al finalizar este libro, creo que esa es la moraleja principal: volver a lo natural. Definitivamente, si buscas cómo controlar tus crisis alérgicas, calmar las molestias y mejorar el funcionamiento de tus defensas para evitar tantos ataques alérgicos, aquí encontrarás los tratamientos alternativos más eficaces. Pero también quise darle un enfoque de prevención, para que todos aquellos que hasta ahora no padecen de enfermedad alérgica alguna, replanteen su estilo de vida y, con los cambios necesarios, eviten en muy alto porcentaje desarrollar alguna.

De lo que sí estoy seguro es que este libro, que como siempre hago para ustedes, mis hermanos, con mucho cariño y afecto, les será de mucha utilidad.

La paz mental es un don que Cristo promete a todos. "Dejo mi paz con ustedes; mi paz os doy." En la vida hay problemas, eso es seguro. Nadie pasa por ella sin sufrir dolor, angustia, culpa y enfermedades. Pero si buscamos la paz mental, descubriremos que tenemos más energía para vivir sin dolor, angustias, culpas y enfermedades.

Es importante renunciar a las influencias negativas en nuestro propio pensamiento; la mercadotecnia y la necesidad de triunfo deben tomarse en su justo valor, para evitar que se unan al resto de nuestras angustias y se eleve nuestro estrés; la mejor forma de controlar y evitar las enfermedades alérgicas es manteniendo la tranquilidad, acercarnos a Dios para lograr la paz mental, cambiar nuestros hábitos de vida y de alimentación, reconciliarnos con la naturaleza y siempre ver hacia delante con esperanza.

Bienvenidos al Mundo Naturista del Dr. Abel Cruz.

Este es el mensaje que de Él hemos oído y os anunciamos que Dios es luz y que en Él no hay tiniebla alguna.

Si decimos que tenemos comunión con Él, mientras que andamos en tinieblas, mentimos y no obramos según la verdad. Pero si andamos en la luz, como Él está en la luz, entonces estamos en comunión unos con otros y la sangre de Jesús, su hijo, nos purifica de todo pecado.

San Juan, 1: 5-7

Con infinito amor para todos mis hermanos y amigos...

Dr. Abel Cruz

Alergias / Un tratamiento naturista
Tipografía: *Marcos González*
Negativos de portada: *Daniel Bañuelos*
Negativos de interiores: *Daniel Bañuelos*
Impresión de portada: *Editores Impresores Fernández S.A. de C. V.*

Esta edición se imprimió en Noviembre de 2005. Impresora Ideal.
Fragonard No 44 Col. Mixcoac, México, D.F. 03930